告别
颈肩腰腿痛

饮食+理疗+中医调养

赵春杰 主编

U0305815

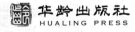

华龄出版社
HUALING PRESS

责任编辑：郑建军

责任印制：李未圻

图书在版编目（CIP）数据

告别颈肩腰腿痛 / 赵春杰主编 . -- 北京 ： 华龄出版社 ， 2019.12

ISBN 978-7-5169-1603-2

Ⅰ . ①告… Ⅱ . ①赵… Ⅲ . ①颈肩痛－中医治疗法② 腰腿痛－中医治疗法 Ⅳ . ① R274.915

中国版本图书馆 CIP 数据核字（2019）第 298214 号

书　　名：告别颈肩腰腿痛

作　　者：赵春杰

出 版 人：胡福君

出版发行：华龄出版社

地　　址：北京市东城区安定门外大街甲 57 号　　邮　　编：100011

电　　话：010-58122246　　　　　　　　　　传　　真：010-84049572

网　　址：http://www.hualingpress.com

印　　刷：德富泰（唐山）印务有限公司

版　　次：2020 年 5 月第 1 版　　2020 年 5 月第 1 次印刷

开　　本：710×1000　　1/16　　　　　　　印　　张：13

字　　数：200 千字

定　　价：68.00 元

第一章　认识颈肩腰腿痛

目录

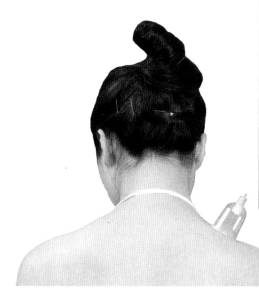

1

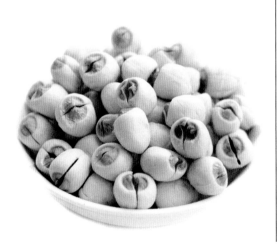

第二章　吃对食物——调理颈肩腰腿痛

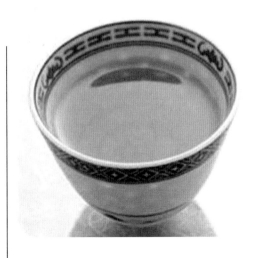

第三章　妙药良方——远离颈肩腰腿痛

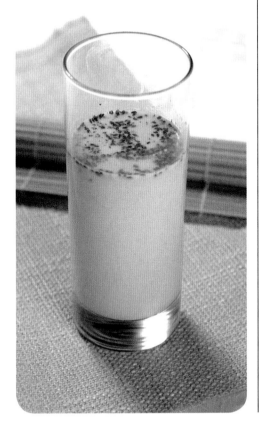

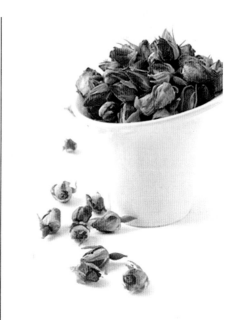

第四章 穴位理疗——舒筋通络痛自消

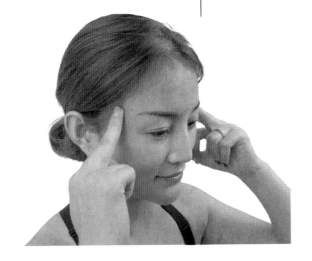

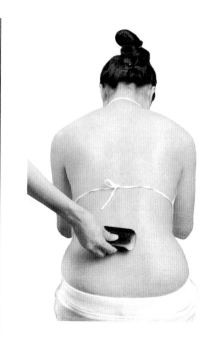

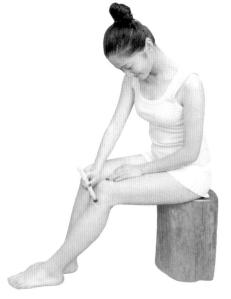

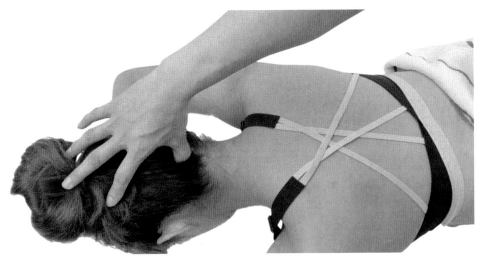

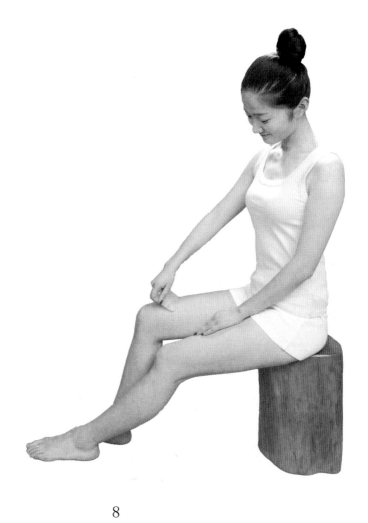

第一章

认识颈肩腰腿痛

第一节 颈、肩、腰、腿部的骨骼结构

人体骨骼像房屋钢筋

要了解肩颈痛与腰腿痛，首先必须了解骨骼和关节的结构。

人体共有 206 块骨骼，它们大小不等，形状各异，共同组成了人体的骨骼系统。人的头部骨骼叫颅骨，是由几块扁平骨通过骨缝连接而组成的，我们的大脑在颅骨内。人体的上肢由肱骨、尺骨、桡骨、指骨等组成，下肢由股骨、胫骨、腓骨、趾骨等组成。大的骨骼长达几十厘米，小的骨骼（如耳朵内的镫骨）大约只有黄豆大小，不论骨骼的大小和形状如何，它们都是身体的重要组成部分，发挥着不可替代的生理功能。人体的脊柱由 26 块椎骨组成，其中颈椎 7 块，胸椎 12 块，腰椎 5 块，骶骨和尾脊骨各 1 块。

颈椎虽小，能扛"大头"

颈椎骨有 7 块，骨骼较小，但却要支撑着很重的头颅。颈椎可做有伸屈、旋转及侧屈等较大幅度的运动，第一、二颈椎形成寰枢关节，使头颅可向各个方向自由运动。颈椎是不稳定的骨骼结构，只有借助颈椎坚强的软组织才得以保持平衡。两个椎体之间有椎间盘，颈椎椎间盘极富弹性，能承受上方的压力，起到缓冲外力的

作用，并减缓由足部传来的外力，使头部免受震荡。颈椎椎间盘还参与颈椎活动，并可增大运动幅度。颈椎椎间盘前高后低的结构，使颈椎具有向前凸出的生理弯曲。颈部屈伸运动范围较大，其幅度平均为 100° ~ 110°，前屈运动的幅度在脊柱中是最大者，完全前屈时，下颌颈部可抵触胸壁。颈部的旋转运动范围，左右均为 75°，颈部的侧屈运动，都伴有旋转运动。

肩是人体最灵活的关节，能转向四面八方

肩关节是典型的球窝关节，由肱骨头与肩胛骨的关节盂构成。关节盂小而浅，边缘附有盂唇；关节囊薄而松弛，内有肱二头肌长头腱通过；关节囊外有喙肱韧带、喙肩韧带及肌腱加强其稳固性，唯有关节囊下部无韧带和肌加强，最为薄弱，故肩关节脱位时，肱骨头常从下部脱出，脱向前下方。关节面大小相差较大，关节囊薄弱松弛，连接它约有三条韧带和肌腱，三角肌包裹在肩峰的三面。肩关节是人体运动范围最大而又最灵活的关节，但其牢固性和稳定性较差，容易造成肩关节的脱位及软组织损伤。

与肩关节运动有关的肌肉有：三角肌、冈上肌、冈下肌、大圆肌、小圆肌、肩胛下肌、斜方肌、背阔肌、肩胛提肌、胸大肌、肱二头肌、喙肱肌、

肱三头肌。肩关节囊非常松弛，外层为纤维层，与肩袖内层紧密相连，内层为滑膜层，分泌滑液，包裹肱二头肌肌腱。滑囊有肩峰下滑囊、三角肌滑囊、喙突下滑囊、大圆肌下滑囊等，这些滑囊防止关节运动时的过分摩擦，减轻压力，可提高运动的灵活性。关节囊病变时，可发生广泛粘连，过度活动易引起滑囊损伤。

胸椎、腰椎、骶椎是身体的"栋梁"

人的躯干主要由脊椎骨、肩胛骨、锁骨、肋骨和髋骨等组成，是身体的"栋梁"。脊柱，指人们常说的"脊梁骨"，是人体的中轴，位于人体躯干背部的正中线上，强壮而又柔韧，上承颅骨，下接髋骨，中附肋骨，参与构成胸腔、腹腔和骨盆腔的后壁。脊柱具有运动、保护、支持体重等作用。脊柱可保持身体直立，并能使上身弯曲和旋转。它由7节颈椎、12节胸椎、5节腰椎及骶椎和尾椎组成。脊柱弯曲：从侧面观察，脊柱有4个生理弯曲，即颈、胸、腰、骶4个生理弯曲。颈曲和腰曲向前凸出，而胸曲和骶曲向后凸出。使脊柱有与弹簧类似的缓冲震荡能力。椎间盘位于两椎体之间，通过薄层的透明软骨与椎体相连，由纤维环、髓核和软骨终板三部分构成。纤维环由纤维及纤维软骨组织构成，横断面上呈环形层状排列，前面及两侧厚，后面及后外侧薄。各层之间相互交织，有利于包围髓核承受压力，且向各方都可做较大范围的活动。纤维环变性早于其他组织，特别是后外侧薄弱处。研究发现，正常的椎间盘可承受7000千帕（相当于9个大气压）的压力也不会受到损伤，而损伤的或老化的椎间盘约在350千帕压力下就可断裂，这表明椎间盘的损伤或老化在肩颈痛与腰腿痛的发病方面具有重要作用。

腿部的组织结构

人的腿部分为大腿和小腿，大腿的骨骼是股骨，股骨上端圆形凸出为股骨头，其上部完全为关节软骨所覆盖。向外下的部分为股骨颈，微向前凸。股骨的活动很灵活，使下肢的运动范围在 110° ~ 140°。膝关节把大腿和小腿连接起来。小腿的骨骼有两根，即胫骨和腓骨。腿部有丰富的肌肉、血管、筋膜、韧带和神经。血管有股动脉、足背动脉，神经有坐骨神经、腓总神经等。腿是人体的重要运动器官。

关节的结构与功能

活动关节一般位于两根骨骼之间，关节就像一座桥梁把两者连接起来。活动关节由关节囊、关节韧带、滑膜、关节软骨等组成，关节中间的空隙叫作关节腔。在骨骼发育的同时，两根骨骼顶端的软骨发育成关节软骨，关节腔两侧的纤维组织逐渐发育成关节囊，一部分发育成关节韧带，关节囊与骨膜相连，关节囊的内层发育成为滑膜。

关节软骨的主要功能是保证关节运动时十分光滑、顺畅。关节软骨又像一个表面光滑的海绵垫，关节活动时，软骨受关节面压迫，软骨基质网中的滑膜液被挤压流出到关节腔，就像机器内部的润滑油，起到良好的润滑作用。软骨不受力时，滑膜液又进入软骨基质网中。关节软骨、滑膜、滑膜液在活动中发挥着重要作用。

奇妙的椎间盘

椎间盘位于两椎体之间，通过薄层的透明软骨与椎体相连，由纤维环、髓核和软骨终板三部分构成。纤维环由纤维及纤维软骨组织构成，横断面上呈环形层状排列，前面及两侧厚，后面及后外侧薄。各层之间相互交织，有利于包围髓核承受压力，且向各个方向都可做较大范围的活动。纤维环变性早于其他组织，特别是后外侧薄弱处。髓核在出生时比较大而软，位于椎间盘的中央，不接触椎体，髓核细胞形态各异，细胞核呈椭圆形。成年后，髓核位于椎间盘中央偏后，髓核占椎间盘横断面的 50%～60%。髓核具有可塑性，在外力压缩下可变为扁平状。髓核如同滚珠，随脊柱屈伸

向后或向前移动。软骨盘又称软骨板，由软骨细胞构成，居椎间盘上下两端，周围有椎体隆起的骨环包绕，其平均厚度为 1 毫米，在中心区更薄，呈半透明状，位于椎体骺环之内。软骨板有许多微孔，是髓核的水分和代谢产物的通路，一般认为，成人后无神经血管组织，当软骨板损伤后，既不疼痛，也很难自行修复。

椎间盘的生理功能

（1）联结上下两椎体，并使椎体间有一定的活动度。保持脊柱在运动时的稳定性。

（2）保持脊柱高度，随椎体的发育椎间盘亦增长，整个椎间盘的长度占脊柱长度的 1/5。人到老年时椎间盘萎缩变性，因而老年人较其青年时期身高变矮。

（3）均衡椎体表面所承受的压力，通过髓核半液状成分使整个椎间盘承受相同的应力。

（4）吸收震荡，缓冲因高处坠落或肩背负荷时对人体的冲击力。

（5）维持侧方关节突出一定的距离和高度，保持椎间孔的大小。

（6）维持脊柱的生理曲度，椎间盘前厚后薄，使颈腰椎产生生理前突，以适应人体直立行走、弯腰负重及减缓对人体大脑的震荡等作用。

第二节 颈肩腰腿痛的原因

疼痛的病因病机

中医学认为致痛病因颇多，如外感六淫、内伤七情、瘀血、痰饮、食积虫扰、外伤皆可致痛，可见致痛之病机不尽一致。总结前贤经验，可将其归纳为"不通则痛""不荣则痛"两大类。

1. 不通则痛

"不通则痛"是指某种或某些致病因素侵袭人体，使其经络、脏腑之气机闭阻，血脉瘀滞不通而引起的痛症而言。人体经脉流行，气机环转，上下内外，无有已时，外护卫表，内贯于脏，发挥其循行捍卫的作用。血则随气运行，出入升降，循环无端，外而周身四肢，内而五脏六腑，发挥其营运濡养的作用。因而气之与血，"气行则血行"，如影之随形是不可分离的，气所到之处即血到之处，共同维护正常的生理功能。当各种致病因素作用于人体，使经脉流行失常，气血运行失调，宣滞不通，故而产生疼痛。

2. 不荣则痛

"不荣则痛"是指某些因邪气侵袭，或脏腑功能低下，致使气血阴阳不足或亏损，脏腑、经脉失于温养、濡润所致之疼痛而言。

"不荣则痛"是虚痛的基本病理。《素问·举痛论》云："阴气竭，阳气未入，故卒痛。"指出脏腑功能低下，或邪气侵袭，致使阴阳、气血等亏损，人体脏腑、脉络失于温养、濡润，引起疼痛。《质疑录·论肝血补法》把虚痛的病理归为"不荣"所致，谓："肝血不足则为筋挛，为角弓，为抽搐……为头痛，为胁肋痛，为少腹痛，为疝痛诸证，凡此皆肝血不荣也。""不荣则痛"实际上就是因虚致痛。虚者，不外乎气血阴阳之虚。气虚致痛者，多因大病之后或操劳过度，损伤元气而为。由于元气不足，气不足以运行精气输运营养。故脏腑功能衰退，除具有短气懒言、神疲乏力、面色无华等气虚证外，尚有虚痛见症，如气虚运行无力，血脉不能充盈于上则头痛头晕，气虚中焦运化无权，化源不充，脏腑、筋脉失养而致肢体疼痛而懈怠；气虚下陷，则致诸脏失其升举之力，而见腹部坠痛。如《金匮翼》"气虚头痛者，清阳气虚，不能上升也"，"病久气虚血损，及素作劳，羸弱之人，患心痛者，皆虚痛由"，可为佐证。血虚的病变，常由失血过多或脾胃虚弱，生化不足以及七情过度，暗耗阴血等引起。血虚不能营养和滋润全身组织器官、四肢百骸，则引起相应部位的疼痛。阴虚致病者，系由热病伤阴或过用温燥伤阴之品，或劳欲过度损耗阴精，脏腑、筋脉失养，而为多种疼痛。如肝阴虚则不能濡润筋脉，而致拘挛，胁肋疼痛；肾阴虚者，骨髓不充，而致腰膝酸软疼痛、足跟痛、牙病、头痛等。阳虚致痛者，多因素体阳虚，年老衰弱，或久病不愈，劳损过度，阳气不足，脏腑、筋脉失于温煦而然。如心阳虚者，阳气衰微，无力温运血脉，产生胸痹疼痛。脾阳虚者，中焦虚寒，无以温养，而致脘腹隐隐作痛。肾阳不足，不能温暖腰膝，则腰膝酸软而冷痛。

引起颈肩腰腿痛的主要因素

《金匮要略·脏腑经络先后脉证第一》中提出："千般疢难，不越三条。"即"一者，经络受邪，入脏腑，为内所因也；二者，四肢九窍，血脉相传，壅塞不通，为外皮肤所中也；三者，房事、金刃、虫兽所伤。"虽然历代医家对疼痛病因的分类有所不同，但归纳起来亦不外外因和内因两大类。

1. 外因

外因是指从外界作用于人体引起颈肩腰腿痛疾病的因素，主要是指外力伤但与外感六淫之邪也有密切关系。

(1) 外力伤害

是指外界暴力所致的损伤，如跌扑、坠落、撞击、闪挫、扭捩或压轧等。根据外力的性质不同，一般可分为直接暴力、间接暴力和持续劳损3种。直接暴力是指直接作用于人体而引起筋损伤的暴力，如棍棒打击、撞压碾轧等，多引起筋的挫伤。间接暴

力是指远离作用部位，因传导而引起筋损伤的暴力，如因肌肉急骤、强烈而不协调地收缩和牵拉，而造成肌肉、肌腱、韧带的撕裂或断裂。持续劳损是指反复、长期地作用于人体某一部位的较小的外力作用所致，为引起慢性颈肩腰腿痛的病因之一。如长期弯腰工作而致的腰肌劳损，反复的伸腕用力而致的网球肘等疾病，就属于这一类筋伤。中医学对劳损筋伤有"久视伤血，久卧伤气，久坐伤肉，久立伤骨，久行伤筋"的描述。认为久行、久坐、久卧、久立，或长期以不正确姿势劳动、工作，或不良生活习惯而使人体某一部位长时间过度用力等积累外力可以造成伤筋。

(2) 六邪侵袭

外感六淫邪气与颈肩腰腿痛疾患关系密切，如损伤后受风寒湿邪侵袭，可使急性筋伤缠绵难愈或使慢性筋伤症状加剧，《仙授理伤续断秘方》曰："损后中风，手足痿痹，不能举动，筋骨乖张，挛缩不伸。"说明各种损伤可因风寒湿邪乘虚侵袭，经络阻塞，气机不得宣畅，引起肌肉挛缩或松弛无力，而致关节活动不利，肢体功能障碍。感受风寒湿邪还可致落枕等疾患。如《伤科补要》说："感冒风寒，以患失颈，头不能转。"六邪中与疼痛关系密切的主要是风、寒、湿三邪。《素问·风论篇》说"风者，善行而数变"。是指风

邪致病具有病位游移、行无定处的特性，如行痹（风痹）之四肢关节的游走性疼痛。湿邪致病临床有沉重感或重着不移的特征，如湿邪滞留经络、关节，阳气布达受阻，经络不利，可见病变部位疼痛，重着不移，屈伸不利，肌肤麻木不仁等症状，故有湿性重着之说。寒为阴邪，易伤阳气。感受寒邪，最易损伤人体的阳气。阳气受损，则不仅不足以驱除阴寒之邪，而且阳气失其正常推动、固摄、温煦与气化的作用。可出现全身性或局限性明显的寒象，又可造成脏腑经络气血津液的功能减退而出现种种病症，寒性凝滞，不通则痛。寒邪致病，易使气机阻滞，寒凝血瘀，气血阻滞不通，不通则痛。

风、寒、湿三者夹杂引起痹证，多由卫气不固，腠理空疏，或劳累之后，汗出当风，涉水冒寒，久卧湿地等，以致风寒湿邪乘虚侵入，经络痹阻所致，发为风寒湿痹。《素问·痹论》谓："风、寒、湿三气杂至，合而为痹也。"其风气胜者为行痹，寒气胜者为痛痹，湿气胜者为着痹，行痹即风痹，指风邪侵犯经络，引起游走不定的肌肉关节疼痛，故称行痹，治宜祛风通络。寒邪伤络，引起固定的关节疼痛，且较严重，得热痛减，遇冷加重，故又称痛痹，治宜温经散寒。湿邪入侵，引起关节疼痛重着，痛有定处，可出现关节肿胀，又称着痹。风寒湿邪侵袭是颈肩腰腿痛疾病中比较常见的病因，故在辨证论治中应特别注意这一特点。

2. 内因

内因是指受人体内部因素影响而致颈肩腰腿痛的因素。无论是急性损伤还是慢性劳损，虽都与外力作用因素有着密切关系，但是一般都有相应的各种内在因素和对应的发病规律。《素问·评热病论篇》指出："邪之所凑，其气必虚。"《灵枢·百病始生》说得更为透彻："风雨寒热，不得虚，邪不能独伤人……此必因虚邪之风。与其身形，两虚相得，乃客其形。"说明了外在因素和人体内在因素的密切关系。这不仅对外感六淫和内伤七情病症的发病而言，对颈肩腰腿痛的发病也不例外。因此，在研究病因时不能忽视机体内在因素对疾病的影响，必须注意内因在发病学上的重要作用。颈肩腰腿痛常与年龄、体质、局部解剖结构等内在因素有十分密切的关系，与从事的职业有直接联系。

(1) 年龄

年龄不同，疼痛的好发部位和发生率也不一样。由于年龄的差异，气血、脏腑的盛衰，动静各别，疼痛不一。例如，少儿气血未盛，筋骨发育不全，多易发生扭伤、错缝、桡骨头半脱位或先天性髋关节脱位等；青壮年活动能力强，筋肉的撕裂、断裂伤较为常见；老年人气虚血衰，少动而好静，则劳损和关节、筋膜、肌肉粘连或活动功能障碍的疾病较为多见，故有"年过半百，筋骨自痛"之说，如肩周炎、颈椎病、腰肌劳损等在老年人中的发病率较高。

(2) 体质

体质的强弱与疼痛的发生有密切关系。如《素问·经脉别论篇》在论述病因中指出："当是之时，勇者气行则已，怯者则着而为病也。"体质因素每与先天因素和后天摄养、锻炼有关。《灵枢·寿夭刚柔》曰："人之生也，有刚有柔，有弱有强。"说明先天禀赋不同，可以形成个体差异，先天禀赋不足或后天失养、气血虚弱、肝气虚损者，体质较弱，举动无力，稍过劳累，即感筋骨酸痛，易发劳损。先天充盛、又善摄养、经常参加体育锻炼者，气血充沛，体力健壮，则不易损伤。即使遇有损伤。一般恢复也较快。

(3) 解剖结构

局部解剖结构对疼痛的影响表现在两个方面。一是解剖结构的正常与否影响颈肩腰腿痛的发病，解剖结构正常，承受外力的能力就强，因而也就不易造成颈肩腰腿痛。反之，解剖结构异常，承受外力的能力相应减弱，也就容易诱发疼痛。例如，腰骶部如有先天性畸形，这种局部解剖结构的先天异常就容易造成腰部扭伤。二是局部解剖结构本身的强弱对颈肩腰腿痛发病的影响。人体解剖结构有强弱之分，有些部位的解剖结构较强，不易造成损伤，有些部位的解剖结构较弱，就容易损伤。例如，髋关节其骨质结构和周围的韧带等组织都较强大，若不是较强大的暴力就不易造成髋关节部位的疼痛疾患。而肩关节是全身活动范围量大的关节，其关节盂浅而窄，关节周围韧带也较薄弱，故损伤的机会也就比其他部位多。位于多动关节骨突或骨沟内的肌腱和腱鞘，也常容易发生肌腱炎或腱鞘炎。

(4) 职业

职业虽然不属于人体本身的内在因素，但它对机体的影响及与疼痛的关系都比较密切。职业不同，所处的工作环境和工作性质不同，常见的筋伤疾病也不同。例如，网球运动员易患网球肘；手部各种软组织的损伤多发生在手部劳动频繁或缺乏必要防护设备的机械工人、编织工人，如扳机指、腕管综合征等；腰部慢性劳损多发生在建筑工人、煤矿工人等；长期伏案工作的人容易发生颈部肌肉劳损和颈椎病；运动员、舞蹈演员或杂技演员则易发生扭挫伤。因此，从某种意义上讲，职业也是筋伤的一种致病因素。

3. 内因与外因的关系

颈肩腰腿痛的病因比较复杂，但归纳起来不外内因和外因两大类。其中外力伤害和慢性劳损为主要的致病因素。不同的外因可以引起不同的疼痛疾患，但由于内因的影响，在同一外因情况下，疼痛的种类、性质和程度都可有所不同。所以，颈肩腰腿痛疾病的发生，外因虽然是重要的，但亦不能忽视内在因素，必须正确处理外因和内因的辩证关系，通过分析疾病的症状、体征来推理病因，从而提供治疗的根据，亦即要做到"辨证求因""审因论治"。

第三节 颈肩腰腿痛有哪些危害

颈椎病的危害

1. 猝倒

常因突然扭头出现身体失去支持力而突然摔倒，倒地后能很快清醒，一般没有意识障碍，亦无后遗症，可有头晕、恶心、呕吐、出汗等症状。这是由于颈椎增生性改变压迫椎动脉引起基底动脉供血障碍，导致一时性脑血供应严重不足所致。

2. 高血压

可引起血压升高或降低，其中以血压升高为多，称为"颈性高血压"，这与颈椎病所致椎基底动脉供血失常和交感神经受刺激发生功能紊乱有关。由于颈椎病和高血压病皆为中老年人多见，故两者并存的机会不少。

3. 吞咽障碍

吞咽时有异物感、梗阻感，少数患者有恶心、呕吐、声音嘶哑、干咳、胸闷等感觉。这是由于颈椎前缘骨质直接压迫食管后壁而引起食管狭窄，或因颈椎病引起自主神经功能紊乱导致食管痉挛或过度松弛而出现的症状。也可因骨刺形成使食道周围软组织发生刺激反应引起。

4. 视力障碍

表现为视力下降、眼部胀痛、怕光、流眼泪、瞳孔大小不等，甚至出现视野缩小和视力锐减，个别还可发生失明。这与颈椎病造成自主神经功能紊乱及椎基底动脉供血不足而引发的大脑枕叶视觉中枢缺血性病损有关。

5. 颈心综合征

表现为心前区疼痛，胸闷，心律失常（如期前收缩等）及心电图 ST 段改变，易被误诊为冠心病。这是颈背神经后根受颈椎骨刺激和压迫所致。

6. 下肢瘫痪

早期表现为下肢麻木、疼痛、跛行，有些患者走路时有"踩棉花感"，个别患者还伴有尿频、尿急、排尿不畅或大小便失禁等。

肩周炎的危害

平常保护不当，比如睡觉露肩受凉了，或者人体虚弱，气血不足，工作劳损或肩部闪扭，甚至骨折脱位固定时间长了都会发展成为肩周炎。

1. 疼痛

初起时仅患肩部轻微疼痛，约

1～2周后疼痛加重，夜间更为严重，关节主动外展、外旋活动开始受限。

2.当肩关节疼痛减轻时，关节活动受限范围却加重

如洗脸、梳头、穿衣等都会受到影响，并且会长期压迫神经引起神经受损、手部麻木。

3.严重者引起萎缩

长期压迫血管，使手肩部位血流不畅，引起萎缩。

4.引起关节僵硬

由于关节周围广泛发生粘连，使关节各方向的活动明显受限制，甚至引起关节僵硬，形成"冻结肩"。

5.肌肉与骨骼粘连

是本病最大的特点。压迫神经和血管，而且是复发性发作。

腰腿痛的危害

1.严重影响了人们的健康和生活质量。

2.轻者情绪低落，自信心下降。

3.正常社会活动减少。

4.重者可导致瘫痪，完全丧失劳动能力，给社会和家庭造成了严重的负担。

第四节 哪些内脏疾病会引起颈肩腰腿痛

日常生活中，很多患者只要是感觉腰痛就会觉得一定是自己腰椎出问题了，但实际上腰痛并不都是由于腰椎的原因，部分患者也是由内脏疾病所导致。下面介绍容易引起腰痛的疾病。

可以引起腰痛的内脏疾病

1.泌尿系统疾病

如肾盂肾炎、肾周围脓肿、肾结石、输尿管结石、肾结核、游走肾、前列腺炎等。

2.消化系统疾病

如消化性溃疡、胰腺癌、直肠癌等。

3.其他部位疾病

如膈下脓肿、腹膜后肿瘤、某些内科急性传染病（如流行性感冒）等。此外，肾上腺、睾丸等器官的疾病也可引起腰痛。

内脏疾病引起腰痛的主要原因

1.病变累及腰部或其邻近组织

当内脏疾病病变累及后腹膜与脊柱周围组织时，腰部会感到疼痛。例如腹膜后肿瘤、与腹后壁粘连的消化性溃疡、胰腺癌等引起的腰痛，且多同时伴有腰背肌痉挛。

2.通过感觉神经纤维传导反射性地引起腰痛

由于某些器官（如肾脏、输尿管、肾上腺、睾丸）的感觉神经纤维，可经内脏下传神经至第11、第12胸神经和第1腰神经后根，也就是说，这些脏器与腰部的神经支配均来自同一

神经节段，因此，在这些器官病变时，疼痛可反射至腰部，从而产生腰痛。

综上所述，可以清楚地了解到很多内脏疾病也会引起腰痛，所以，身体某一部位出现了问题一定要赶快医治，以免引起其他部位的疾病。

第五节 颈肩腰腿痛的自我诊断

颈椎病自我诊断

1. 颈、肩酸痛

在工作或生活中出现颈肩背部僵硬、轻微酸痛，颈部活动不适，属于局部型颈椎病。

2. 头痛头晕、恶心、耳鸣

出现头痛，头晕，耳鸣眼花，记忆力减退，声音嘶哑，吞咽困难，视物不清，听力减退，心脏功能紊乱，多汗或少汗，猝倒等症状，是颈部神经、椎动脉受到影响了，属于椎动脉型颈椎病。

3. 心慌、胸闷、心动过速或缓慢

心慌、胸闷、胃胀、腹泻、心前区痛、心动过速或缓慢、血压不稳、一侧肢体多汗或少汗，耳鸣、耳聋、眼珠震颤等症状，是椎间盘突出影响到交感神经，属于交感神经型颈椎病。

4. 四肢麻木、易跌倒

步态不稳，不能快步，易跌倒，不能跨越障碍，手握力差，四肢麻木，大小便失禁，高位偏瘫，是椎间盘突出影响到脊髓了，属于脊髓型颈椎病。

肩周炎自我诊断

1. 疼痛

肩膀疼痛早期呈阵发性，常常因为阴雨天及劳累使疼痛加重，以后逐渐发展到持续性疼痛，夜里疼痛明显，影响睡觉，不能向患侧侧卧。疼痛性质为酸痛或钝痛。肩膀向外抬起、上举时疼痛加重，在某一个旋转运动时可有撕裂样疼痛，难以忍受。

2. 障碍

肩关节各个方向功能活动不同程度地受限，是肩周炎的一个主要特点。尤其是外展、内旋外旋和上举活动受限最为严重，当肩关节外展时，肩胛骨随着摆动而出现"扛肩"现象。梳头、穿衣、插手摸兜、摸背等日常活动明显受限。

3. 萎缩

由于患者害怕疼痛，肩关节长期不活动，到了晚期，三角肌等肩部肌肉可以发生不同程度的失用性萎缩，表现为肩外侧三角肌丰满的外观消失，肩峰突起，肩部的肌肉力量下降。

腰痛自我诊断

1. 腰背僵硬、举步维艰型

见于急性腰扭伤，俗称"闪腰"。往往是不经意的一个动作，比如转身、起床等，突然感觉腰部闪一下，随之腰部剧痛，不敢弯腰，走路时小心翼翼，并常以手撑腰，严重时连翻身都很困难，咳嗽一声都会加重腰痛。通常一侧腰部肌肉痉挛，坚如木板，所以也有人称之为"板状腰"。发生这种性质的腰痛时，需要到医院拍片检查，排除骨性结构的破坏，然后就可以确诊"急性腰扭伤"了。

2. 腰动正常、坐卧不宁型

见于慢性腰肌筋膜炎患者，亦称"腰肌劳损"。多为长期伏案或坐位工作的人，觉得腰背部长时间酸痛不适，晨起较为严重，活动片刻会缓解一些，但活动时间稍长腰痛又加重，不能长时间保持坐位，需要不断地变换姿势。腰肌劳损一般不影响腰椎的屈伸活动，姿势基本正常。

3. 立如斜塔、卧似弯弓型

见于腰椎间盘突出症，表现为腰痛伴有一侧或双侧下肢的条带状放电样的疼痛，站立时上身向一侧倾斜，其"脊梁骨"不是一条直线，而呈轻度弧形，两侧肩膀明显不等高。而卧床时不能仰面伸直腿平卧，常采取侧卧位并且弯腰屈膝，这种体位可以使腰腿痛得到一定程度的缓解，这一现象在医学上被称为"代偿性侧弯"。如果出现这种情况，须尽快就诊，经专科医师查体、拍片后确诊。

4. 腰似鞠躬，间歇跛行型

见于腰椎管狭窄症，多为中老年人。走路时腰部略向前轻度弯曲，走一段距离后由于腰腿疼痛加重而不得不停下来休息，但骑自行车时却几乎跟正常人一样。

第六节　颈肩腰腿痛的预防

颈肩腰腿痛的原因十分复杂，有先天和后天两大类。无论先天或后天原因，除了能找到明确病因外，不明病因的，有相当一部分与不正确的劳动生活姿势有关。虽然骨与关节的老化是生命现象的必然规律，是不可避免的，但推迟老化现象的到来，在现实生活中可以通过种种措施而得到实现。除年龄因素外，还有其他若干因素，而颈肩腰腿痛的预防，就应从以下这些因素认识，来降低腰腿痛的发病率。

采用正确的姿势

正确的姿势不仅能够省时省力，减少人体骨关节、肌肉、韧带的磨损，又可避免不良姿势造成的各种损伤。一般应采取自然端坐位，胸部保持挺直，头部略微前倾，眼和桌面保持33厘米左右的距离。搬取重物时先双膝屈曲下蹲，然后再搬取重物则不易损伤腰部。否则，如双膝伸直，弯腰搬取重物则很容易引起腰部损伤和腰椎间盘突出等病。在工作学习和生活中应防止长时间的单一姿势，纠正不良姿势，防止过度劳累。特别是腰部的超负荷使用必然会造成腰部肌肉、韧带和关节等的损伤而出现腰痛、腿痛。

使用硬板软垫床

睡眠是人们生活的重要部分之一，人生将近有 1/3 时间是在床上度过的。睡床的合适与否直接影响人的健康。硬板床睡上去不舒适，软床睡上去又易引起脊柱的变形，时间长了就会出现腰酸腿痛。那么什么样的床最为合适呢？在木板床上加一个 5 ~ 10 厘米厚的床垫最为适宜。

防止风寒、潮湿的侵袭

人类生活在大自然中，经常受到风、寒、暑、湿、燥、火六邪的侵袭。中医认为"寒胜则痛"。寒主凝滞，气血不通，经脉不畅，不通则痛，这一连串的病理改变都可导致颈肩腰腿痛。

为此，生活起居、工作学习的环境要干燥，温暖，特别不要睡卧在寒冷潮湿的地上，淋雨后要及时更换衣服。剧烈活动和出汗后不要立即冲冷水澡，冬季的睡床要温暖，农村可睡火炕，城市可用电热毯，这些都可以起到预防和治疗双重作用。

加强锻炼，有病早治

祖国医学认为"正气存内，邪不可干"，特别是中老年人，平时注意结合自己的特点和条件，做必要的体育锻炼并持之以恒，如跑步、做操、打太极拳等，以此来增强关节的活动度、肌肉韧带的耐久性，使关节骨得到充分的营养，达到祛病强身的目的。正如常言说的"生命在于运动"。如果腰部等偶然造成扭伤，需及时彻底地治疗，防止转成慢性腰痛，真正做到有病早治，无病早防。

第二章

吃对食物——
调理颈肩腰腿痛

第一节 缓解颈肩腰腿疼痛的蔬果菌类

韭菜

温补肝肾暖腰膝

别　　　名	起阳草、懒人草、长生韭、壮阳草、扁菜。
性 味 归 经	味辛，性温；归肾、胃、肺、肝经。
建议食用量	每次 50 ~ 100 克。

营养成分

膳食纤维素、挥发性精油、含硫化合物、苷类和苦味质、β－胡萝卜素、维生素 C、蛋白质、脂肪、糖类、磷、钙、铁、维生素 B_1、维生素 B_3、维生素 PP 等。

缓解疼痛原理

韭菜的辛辣气味有散瘀活血、行气导滞作用，且所含硫化物有一定的杀菌消炎作用，能促进局部炎症的消除，减轻疼痛，对寒凝痹痛尤其有效。所含大量维生素和粗纤维，能降脂排毒，减少血管闭塞引起的下肢疼痛。

食用功效

色、香、味俱佳的韭菜，历来受到我国人民的喜爱。在马王堆汉墓出土的医简中，就曾经提到韭菜具有延年益寿的功效。现代医学研究证明，韭菜中含有丰富的纤维素，能增强肠胃蠕动，对预防肠癌有积极作用。而且韭菜中含有的挥发性精油及含硫化合物更具有降低血脂的作用。因此，食用韭菜对高血脂及冠心病患者颇有好处。

食用宜忌

阴虚内热及疮疡、目疾患者均忌食。疱疹患者不宜多服。本品不宜久煎。

良方妙方

1. 跌打损伤：鲜韭菜三份，面粉一份。共捣成糊状。敷于患处，每日 2 次。

2. 急性腰扭伤、腰痛：韭菜 30 克，黄酒 90 毫升。加水一起煎，去渣，顿服，每天 2 剂。

经典论述

1.《本经逢原》："韭，昔人言治噎膈，唯死血在胃者宜之。若胃虚而噎，勿用，恐致呕吐也。"

2.《日华子本草》："止泄精尿血，暖腰膝，除心腹痼冷、胸中痹冷、痰癖气及腹痛等。"

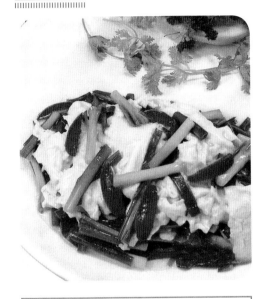

 韭菜粥

主　料: 新鲜韭菜30~60克，小米80克。

做　法:

1.将韭菜择洗干净,切成碎末。

2.把小米淘洗干净，放到砂锅里,加适量的水,大火煮沸后,用小火煮30分钟,等小米熟烂后,添加韭菜碎末,拌匀,再用小火煨煮至沸即可。

功　效: 温补肾阳,行气理血,止汗固涩。

◆ 韭菜炒鸡蛋

主　料: 韭菜200克，鸡蛋3个。

调　料: 花生油15克,盐5克。

做　法:

1.将韭菜洗净切成段,鸡蛋打散。

2.锅内烧油,下入打散的鸡蛋,用小火炒至蛋五成熟。

3.然后加入韭菜段,调入盐,再用小火炒熟即可。

功　效: 行气止痛,补胃虚。

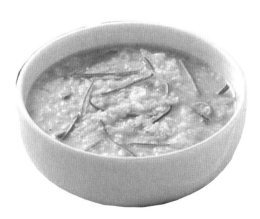

洋葱

行气活血杀菌

别　　名	洋葱头、玉葱、圆葱、球葱、葱头。
性味归经	味甘、微辛，性温；归肝、脾、胃、肺经。
建议食用量	每餐 50 ~ 100 克。

营养成分

含有气味物质如硫醇、二甲二硫化物、二烯丙基二硫化物与二烯丙基硫醚、三硫化物、硫代亚磺酸盐和少量柠檬酸盐、苹果酸盐等。根、球茎、叶含邻 – 羟基桂皮酸、咖啡酸、阿魏酸、芥子酸等。

缓解疼痛原理

洋葱中含有一定的钙质，有助于防治骨质疏松；洋葱中含有植物杀菌素如大蒜素等，有很强的杀菌能力；其所含前列腺素 A 能降低外周血管阻力，降低血黏度，使血管保持畅通，清除体内氧自由基，对血液瘀滞、局部炎症所引起的下肢疼痛、痿痹有较好的疗效。

食用功效

洋葱富含的槲皮素，能抑制致癌细胞活性，阻止癌细胞生长。一份调查显示，常吃洋葱比不吃的人患胃癌的概率少 25%，因胃癌致死者少 30%。

洋葱中含有植物杀菌素如大蒜素等，有很强的杀菌能力，能有效抵御流感病毒、预防感冒。这种植物杀菌素经由呼吸道、泌尿道、汗腺排出时，能刺激这些位置的细胞管道壁分泌，所以又有祛痰、利尿、发汗以及抑菌防腐等作用。

食用宜忌

皮肤瘙痒、眼疾、胃病患者不宜食用。洋葱不可过量食用。

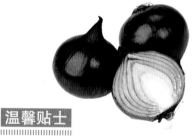

温馨贴士

根据皮色，洋葱可分为白皮、黄皮和紫皮三种。从营养价值的角度评估，紫皮洋葱的营养更好一些。这是因为紫皮洋葱相对于其他两个品种的洋葱味道更辛辣，这就意味着其含有更多的蒜素。此外，紫皮洋葱的紫皮部分含有更多的槲皮素。

良方妙方

1. 风湿性关节炎：洋葱 100 克，鸡腿 5 对，生姜 100 克，加水煎服，空腹早晚各 1 次。

2. 肠炎、便秘、痔疮：将洋葱加工成葱汁，每日三餐饭前服用一汤匙。

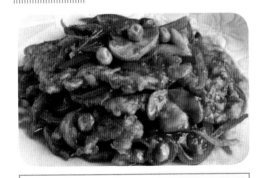

◆ 洋葱猪排

主　料：洋葱2个，猪里脊400克。

调　料：葱段、植物油、生抽、料酒、砂糖、胡椒粉、盐、香油各适量。

做　法：

1. 洋葱洗干净切块逐一剥开备用，葱洗干净切段，猪里脊洗干净锤松表面后再翻面用刀拍平备用。

2. 猪里脊加入少许油、生抽、料酒、砂糖、胡椒粉、盐混合搅拌均匀腌2个小时。

3. 洋葱下锅加入少许生抽和砂糖炒至透明出香味捞起备用。

4. 猪里脊下锅煎熟捞起切块再混合洋葱和少许生抽、砂糖、料酒、水混合炒均匀焖5分钟后撒葱段和少许香油翻炒均匀即可。

功　效：补钙，增进食欲，促进消化。

◆ 洋葱葡萄汁

主　料：洋葱半个，葡萄10粒。

做　法：洋葱洗净，切块；葡萄冲洗干净，和洋葱一同倒入榨汁机中，加凉开水榨汁即可。

功　效：护肾，缓解腰痛。

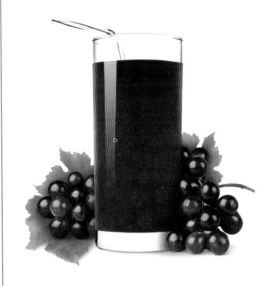

辣椒

镇痛抗炎促进消化

别　　　名	番椒、辣茄、辣子、牛角椒、大椒、海椒、辣角、鸡嘴椒、红海椒。
性味归经	味辛，性热；归脾、胃经。
建议食用量	每餐 50 ~ 100 克。

营养成分

辣椒碱、二氢辣椒碱、去甲双氢辣椒碱、高辣椒碱、香草胺，还含多种低沸点和高沸点挥发性羧酸，如异丁酸、异戊酸、正－戊酸、巴豆油酸、庚酸、癸酸、异癸酸、丙酮酸等。

缓解疼痛原理

辣椒性温，能通过发汗降低体温，并缓解肌肉疼痛，因此具有较强的解热镇痛作用，对治疗风湿痛、腰痛等有很好的效果。

食用功效

辣椒有强烈的局部刺激作用；口服能增进食欲，促进胃肠道消化功能；辣椒碱可刺激人舌的味觉感受器，反射性地引起血压的暂时上升，一般在 10 ~ 15 分钟后复原。

辣椒用于脾胃虚寒，食欲不振，腹部有冷感，泻下稀水；寒湿瘀滞，少食苔腻，身体困倦，肢体酸痛；感冒风寒，恶寒无汗。

食用宜忌

阴虚火旺及患咳嗽、目疾者忌服；不宜多食。孕妇、儿童慎用。

良方妙方

1. 风湿性关节炎：红辣椒 10 个，萝卜 1 个。同捣烂，敷于患处。每天 1 ~ 2 次。敷后暂有疼痛感。连敷数天。

2. 腰腿痛：取辣椒末、凡士林，加适量黄酒调成糊状，摊在油纸上贴患处，并用胶布固定。

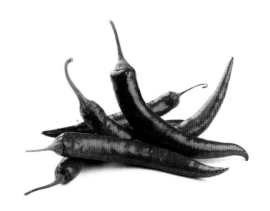

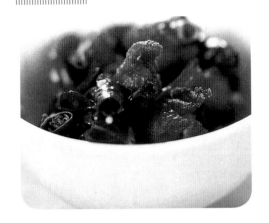

◆ 青辣椒炒豆豉

主　料： 青辣椒 250 克，豆豉适量。

做　法： 青辣椒切成小段，放锅中煸炒至软，拨在一边；另用食油适量煎熟，下豆豉，翻炒至香时，再将辣椒混入略炒拌均匀即可。

功　效： 消炎杀菌，补血补气。

◆ 辣子鸡

主　料： 鸡肉 300 克，花椒 10 粒，干辣椒段 30 克。

调　料： 盐、胡椒粉、料酒、干淀粉各适量；葱段、姜片、蒜片各适量，盐 3 克，酱油少许。

做　法：

1. 鸡肉洗净，剁成小块，冲去血水后，加盐、胡椒粉、料酒腌约 10 分钟，加干淀粉抓匀，过油炸熟，捞出沥油备用。

2. 炒锅倒油烧热，放入葱段、姜片、蒜片、花椒粒、干辣椒段煸炒出香味，将鸡肉块放入锅中，加盐、酱油调味，翻炒均匀即可。

功　效： 温中益气，补精填髓。

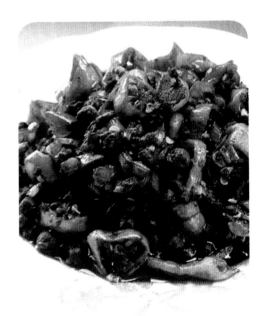

冬瓜

➤ 清热解毒消水肿

别　　　名	白瓜、枕瓜、东瓜。
性味归经	味甘、淡，性微寒；归肺、大肠、小肠、膀胱经。
建议食用量	每天 100 ~ 300 克。

营养成分

蛋白质、糖、粗纤维、灰分、钙、钾、铁、胡萝卜素、硫胺素、核黄素、烟酸、维生素 C 等。

缓解疼痛原理

冬瓜含有丰富的氨基酸、维生素 C 等，且含钾高含钠低，可促进体内的新陈代谢，加快有害物质从尿液中排出，减少炎症介质，缓解局部疼痛。

食用功效

冬瓜含有除色氨酸外的 8 种人体必需氨基酸，谷氨酸和天门冬氨酸含量较高，还含有鸟氨酸和 γ - 氨基丁酸以及儿童特需的组氨酸；冬瓜不含脂肪，膳食纤维高达 0.8%，营养丰富而且结构合理，营养质量指数计算表明，冬瓜为有益健康的优质食物。

饮食宝典

将冬瓜子晒干研细末，调入牛奶、豆浆或其他食品中，每日早晚各服 1 次，每次 6 ~ 10 克，连续服食 2 个月，可令皮肤白皙、细腻光滑，起到延缓衰老之功效。

经典论述

1.《名医别录》："主治小腹水胀，利小便止渴。"

2.《日华子本草》："除烦，治胸膈热，消热毒痈肿，切摩痱子。"

3.《滇南本草》："性平和，味甘淡。治痰吼，气喘，姜汤下。又解远方瘴气，又治小儿惊风。"

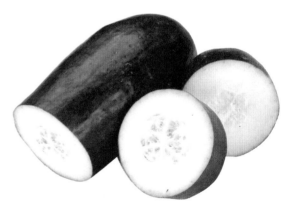

养生食谱

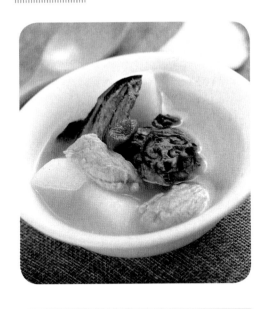

◆ 冬瓜火腿面条汤

主　料：冬瓜 250 克，火腿 100 克，面条 300 克。

调　料：植物油、葱、盐各适量。

做　法：

1. 冬瓜去皮、瓤，洗净，切成 0.5 厘米厚的片；火腿切片；葱洗净，切末。

2. 锅置火上，放适量植物油烧热，下葱末炸香，然后放入适量水和冬瓜片中火煮。

3. 煮开后将浮沫撇去，放入面条大火煮 10 分钟后，加入火腿片，继续煮 3 ~ 5 分钟，加盐调味即可。

功　效：化痰止渴，利尿消肿，清热解毒。

◆ 冬瓜乌鸡汤

主　料：冬瓜 200 克，乌鸡 1 只，猪瘦肉适量。

调　料：姜、盐各适量。

做　法：

1. 冬瓜洗净，切块；姜洗净，切成片；乌鸡收拾干净，切成块；猪瘦肉洗净，切小块。

2. 锅中放水、乌鸡块、姜片，猪瘦肉，大火煮半小时；撇去浮沫，转中火煮 90 分钟，再将切好的冬瓜放入，用小火慢炖 30 分钟，最后放盐调味，即可。

功　效：消热解暑，止渴除烦。

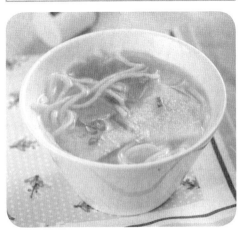

丝瓜

清热解毒消水肿

别　　　名　天罗瓜、绵瓜、布瓜、天络瓜。

性 味 归 经　味甘，性凉；归肺、肝、胃、大肠经。

建议食用量　每餐 100 ~ 300 克。

营养成分

蛋白质、脂肪、碳水化合物、钙、磷、铁及维生素 B_1、维生素 C，还有皂苷、植物黏液、木糖胶、丝瓜苦味质、瓜氨酸、泻根醇酸等。

缓解疼痛原理

丝瓜中 B 族维生素、维生素 C 含量高，素有"美人水"之称，能清除氧自由基，缓解局部疼痛。其含抗过敏性物质泻根醇酸，能缓解周身过敏性瘙痒疼痛。

食用功效

中医认为丝瓜性味甘凉，有清暑凉血、解毒通便、祛风化痰、下乳汁等功效。

饮食宝典

丝瓜的味道清甜，烹制丝瓜时应尽量保持清淡，烹煮时不宜加酱油和豆瓣酱等口味较重的酱料，以免抢味。油要少用，可勾薄芡，用味精或胡椒粉提味，这样才能突出丝瓜香嫩爽口的特点。

经典论述

1.《本经逢原》："丝瓜嫩者寒滑，多食泻人。"

2.《本草纲目》："老者烧存性服，祛风化痰，凉血解毒杀虫，通经络，行血脉，下乳汁。"

良方妙方

1. 关节炎：丝瓜络、伸筋草、桑枝各 19 克，千斤拔、威灵仙、土牛膝各 11 克。水煎 2 次服用。

2. 坐骨神经痛：丝瓜络 37.5 克，冰糖 30 克，米酒 2 碗。共煎 40 分钟，分 2 次服用。

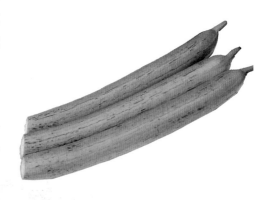

养生食谱

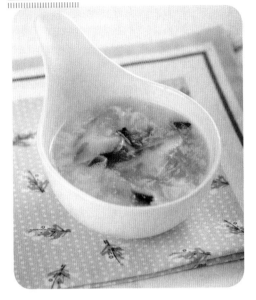

◆ 丝瓜香菇汤

主　料： 丝瓜 250 克，香菇 100 克。

调　料： 葱、姜、味精、盐各适量，植物油少许。

做　法：

1. 将丝瓜洗净，去皮棱，切开，去瓤，再切成段；香菇用凉水发后，洗净。

2. 起油锅，将香菇略炒，加清水适量煮沸 3 ~ 5 分钟，入丝瓜稍煮，加葱、姜、盐、味精调味即可。

功　效： 清热解毒，消暑。

◆ 丝瓜杏仁排骨粥

主　料： 新鲜嫩丝瓜 40 克，排骨 100 克，大米 50 克，杏仁少许 10 克左右。

调　料： 生姜少许，盐适量。

做　法：

1. 丝瓜洗净后去皮切片。杏仁热水去皮。排骨洗净热水焯一遍。大米洗净浸泡半小时。备用。

2. 向锅内依次放入适量清水、排骨、姜片。大火煮沸后转小火慢炖约 1 小时。

3. 向锅内加入大米、杏仁，中火煮沸依然转小火慢炖，再放入丝瓜及盐少许，10 分钟后关火出锅即可。

功　效： 清热解毒，消炎祛暑。

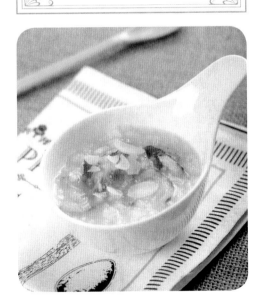

山药

补虚益气健筋骨

别　　　名	薯蓣、山芋、薯药、大薯、山薯。
性 味 归 经	味甘，性平；归肺、脾、肾经。
建议食用量	每餐100～250克。

营养成分

皂苷、黏液质、胆碱、淀粉、蛋白质与多种氨基酸、多种微量元素及甾醇类等成分。

缓解疼痛原理

山药是一种药食两用的佳品，富含淀粉、矿物质等营养，能诱导产生干扰素，增强人体的免疫力，还能抗炎降脂、扩张血管，对血液瘀滞、免疫力低下、炎症不消引起的腰膝酸软、下肢疼痛、萎弱有很好的效果。

食用功效

山药在我国各地均有出产，而以河南新乡地区、古怀庆产的怀山药为最佳，质地坚实，粉足洁白。补而不腻，香而不燥。历代医家盛赞山药为"理虚之要药"。山药食用，烹可为肴，碾粉蒸可为糕，多做甜食；既可以切片煎汁当茶饮，又可以轧细煮粥喝。

饮食宝典

山药烹调的时间不要过长，因为久煮容易使山药中所含的淀粉酶遭到破坏，降低其健脾、帮助消化的功效，还可能同时破坏其他不耐热或不宜久煮的营养成分，造成营养素的流失。

良方妙方

1. 糖尿病：生山药120克，水煎服；或山药50～60克切片，粳米60克同煮粥食。

2. 消化不良：山药适量，生一半，炒一半，研为末，米汤送服，每日2次。

3. 腹泻：淮山药15克，炒山楂15克，红糖适量，加水煎服。每日1剂，分3～4次服；或淮山药30克与鸡内金1个炒香研末，每次5克，入糯米中煮粥食。每天1剂，连服数剂。

经典论述

1.《神农本草经》："味甘、温。主伤中补虚，除寒热邪气，补中益气力，长肌肉，久服耳目聪明。"

2.《食疗本草》："治头痛，助阴力。"

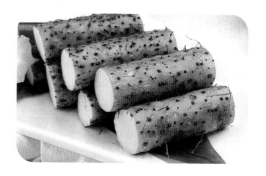

养生食谱

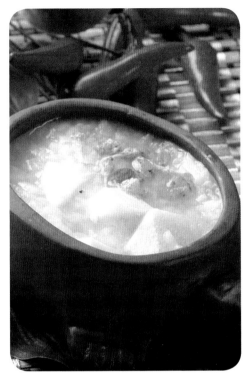

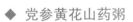

◆ 铁棍山药炖鹿肉

主　料：铁棍山药100克，鹿肉350克。

调　料：姜10克，清汤700克，盐5克，鸡精3克，糖2克，胡椒粉1克。

做　法：

1.山药切厚片汆水，鹿肉切片汆水，姜切片待用。

2.净锅上火，放入清汤、山药、鹿肉、姜片，大火烧开转小火炖30分钟后调味即成。

功　效：益气血，补虚赢，补肾益精。

◆ 党参黄花山药粥

主　料：党参10克，黄花40克，山药、糯米各50克。

做　法：党参、黄花洗净切片，山药洗净切丁，砂锅中放糯米和水、山药丁、党参、黄花一起煲制30分钟即可。

功　效：补中益气，升阳固表。

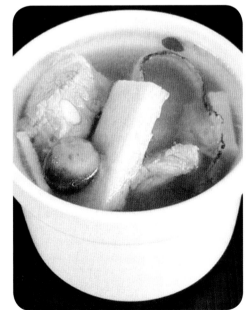

黑木耳

补血活血滋阴

别　　　名	木耳、云耳、桑耳、松耳、中国黑真菌。
性味归经	味甘，性平；归胃、大肠经。
建议食用量	干木耳每餐约5克，泡发木耳每餐约50克。

营养成分

蛋白质、脂肪、碳水化合物、粗纤维、维生素 B_1、维生素 B_2、烟酸、钙、钾、铁等。

缓解疼痛原理

黑木耳被现代营养学家盛赞为"素中之荤"，有滋阴润燥、补血活血、润肠排毒的功效，对肝肾亏虚、筋脉失养的手足抽搐、腰腿疼痛等症有较好的食疗效果。

食用功效

黑木耳中所含的多糖成分具有调节血糖、降低血糖的功效。黑木耳含有丰富的钾，是优质的高钾食物，对糖尿病合并高血压患者有很好的食疗作用。

食用宜忌

鲜黑木耳含有一种叫卟啉的光感物质，人食用未经处理的鲜黑木耳后经太阳照射可引起皮肤瘙痒、水肿，严重的可致皮肤坏死。干黑木耳是经暴晒处理的成品，在暴晒过程中会分解大部分卟啉，而在食用前，干黑木耳又经水浸泡，其中含有的剩余卟啉会溶于水，因而水发的干黑木耳可安全食用。

良方妙方

1. 贫血：黑木耳50克，红枣30个，煮熟服食，加红糖调味。

2. 糖尿病：黑木耳、扁豆各60克共研成细面粉，每次服9克，每日2～3次。

3. 高血压：木耳3克，清水泡后蒸熟加冰糖，每天1次。

经典论述

1.《神农本草经》："盛气不饥，轻身强志。"

2.《饮膳正要》："利五脏，宽肠胃，不可多食。"

3.《随息居饮食谱》："补气耐饥，活血，治跌打仆伤，凡崩淋血痢，痔患肠风，常食可疗。"

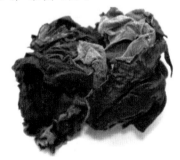

养生食谱

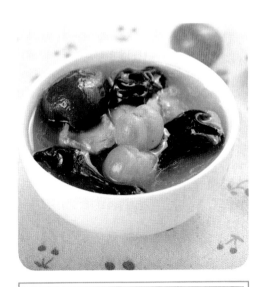

黑木耳煲猪腿肉

主 料：猪腿肉块 300 克，水发黑木耳 40 克，红枣 10 克，桂圆、姜片、枸杞子各 5 克。

调 料：清汤、盐、味精、料酒、胡椒粉各适量。

做 法：

1.黑木耳洗净，撕小朵；红枣、桂圆、枸杞子分别洗净；猪腿肉块入沸水中焯烫。

2.锅内加入猪腿肉块、料酒、黑木耳、红枣、桂圆、枸杞子、姜片、清汤，煲 2 小时，调入盐、味精、胡椒粉，再煲 15 分钟即可。

功 效：滋阴补血。

◆ 凉拌核桃黑木耳

主 料：黑木耳 150 克，核桃碎 50 克。

辅 料：红绿辣椒适量。

调 料：姜、蒜、调味料各适量。

做 法：

1.黑木耳洗净撕小块，红绿辣椒切丝，姜蒜切末。

2.黑木耳、红绿辣椒丝焯水，备用。

3.核桃碎用小火炒香。

4.碗中放入黑木耳、红绿辣椒丝、核桃碎和姜、蒜末，加入调味料拌匀。

功 效：凉血止血，补脑抗癌。

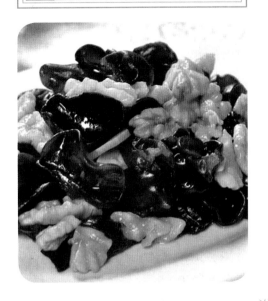

海带

清热化湿护肾脏

别　　　名	昆布、江白菜、纶布、海昆布、海草。
性味归经	味咸，性寒；归肝、胃、肾经。
建议食用量	每餐干品约30克。

营养成分

蛋白质、脂肪、膳食纤维、碳水化合物、硫胺素、核黄素、烟酸、维生素E、钾、钠、钙、碘、镁、铁、锰、锌、磷、硒等。

缓解疼痛原理

海带富含钙、磷、碘等，有助于甲状腺素合成，能促进生长发育及人体代谢，可缓解营养不良性骨骼肌肉酸痛。海带有"碱性食物之冠"之称，可降低血液中的血脂水平，维护血管的畅通，有效缓解头颈部疼痛。

食用功效

海带中含有大量的碘，碘是人体甲状腺素合成的主要物质，人体缺少碘，就会患"大脖子病"，即甲状腺功能减退症，所以，海带是甲状腺功能低下者的最佳食品；海带中还含有大量的甘露醇，具有利尿消肿的作用，可防治肾功能衰竭、老年性水肿、药物中毒等；甘露醇与碘、钾、烟酸等协同作用，对防治动脉硬化、高血压、慢性气管炎、慢性肝炎、贫血、水肿等疾病都有较好的效果；海带中的优质蛋白质和不饱和脂肪酸，对心脏病、糖尿病、高血压有一定的防治作用；海带胶质能促使体内的放射性物质随同大便排出体外，从而减少放射性物质在人体内的积聚。

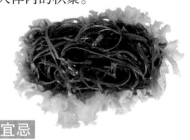

食用宜忌

宜食：缺碘、甲状腺肿大、高血压、高血脂、冠心病、糖尿病、动脉硬化、骨质疏松、营养不良性贫血以及头发稀疏者可多食。

忌食：脾胃虚寒的人慎食，甲亢患者要忌食。

良方妙方

甲状腺肿：海带30克切碎，加清水煮烂，加盐少许，当菜下饭，常吃；或海带用红糖腌食。

经典论述

1.《本草汇言》："海带，去瘿行水，下气化痰，功同海藻、昆布；妇人方中用此催生有验，稍有异耳。"

2.《玉楸药解》："清热软坚，化痰利水。"

养生食谱
‖‖‖‖‖‖‖‖‖‖‖‖

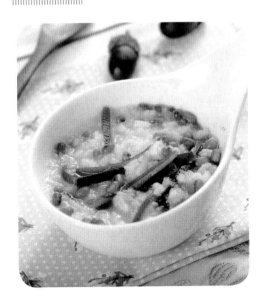

◆ 海带绿豆粥

主　料：白米 100 克，绿豆、水发海带丝各 50 克。

调　料：盐适量，芹菜末少许。

做　法：

1. 白米洗净沥干，绿豆洗净泡水 2 小时。

2. 锅中加水煮开，放入白米、绿豆、海带丝略搅拌，待再煮滚时改中小火熬煮 40 分钟，加入盐拌匀，撒上芹菜末即可食用。

功　效：清热化痰，软坚散结。

◆ 海带排骨汤

主　料：猪排 300 克，海带丝 50 克。

调　料：盐、油、葱白段、姜片，食用油适量。

做　法：

1. 将排骨洗净，切成小段，待用。

2. 将洗干净的砂锅置于火上，放少许油，油热后，放入姜片和葱白段爆热后，放入适量的水；待水开之后先将排骨倒入锅中，再把排骨捞出，滤水。

3. 再将清洗干净的砂锅盛适量的水，把排骨放进水中用大火炖；待水滚开后，放入海带丝合炖；待海带排骨炖得差不多时，放入适量的盐，改为中火炖 5 ~ 6 分钟后，关火即可。

功　效：补肝益肾，滋阴润燥。

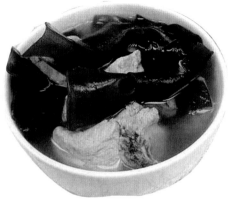

黄花菜

强筋健骨又健脑

别　　　　名	金针菜、忘忧草、萱草花。
性 味 归 经	味甘，性温；归肝、膀胱经。
建议食用量	每餐 30 ～ 50 克。

营养成分

蛋白质、脂肪、碳水化合物、钙、磷、胡萝卜素及多种维生素。

缓解疼痛原理

黄花菜有"健脑菜"之称，富含营养素，能营养神经肌肉骨骼、疏通血管、促进炎症介质的消除，对血管闭塞、局部发炎、骨质疏松、缺钙抽搐等导致的疼痛有很好的食疗效果。

食用功效

我国《营养学报》曾评价黄花菜具有显著的降低动物血清胆固醇的作用。人们知道，胆固醇的增高是导致中老年疾病和机体衰退的重要因素之一，能够抗衰老而味道鲜美、营养丰富的蔬菜并不多，而黄花菜恰恰具备了这些特点。

常吃黄花菜还能滋润皮肤，增强皮肤的韧性和弹力，可使皮肤细嫩饱满、润滑柔软，皱褶减少、色斑消退。

黄花菜还有抗菌免疫功能，具有中轻度的消炎解毒功效，并在防止疾病传染方面有一定的作用。

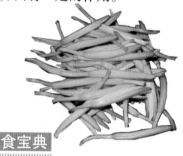

饮食宝典

鲜黄花菜中含有一种"秋水仙碱"的物质，该有毒成分在高温 60℃时可减弱或消失，因此食用时，应先将鲜黄花菜用开水焯过，再用清水浸泡 2 个小时以上，捞出用水洗净后再进行炒食，这样秋水仙碱就能被破坏掉，食用鲜黄花菜就安全了。

良方妙方

1. 腰痛，耳鸣：黄花菜根蒸肉饼或煮猪腰吃。

2. 风湿性关节炎：黄花菜根 50 克水煎去渣，冲黄酒 50 克内服。每日 2 次。

经典论述

1.《昆明民间常用草药》："补虚下奶，平肝利尿，消肿止血。"

2.《云南中草药选》："镇静，利尿，消肿。治头昏，心悸，小便不利，水肿，尿路感染，乳汁分泌不足，关节肿痛。"

3.《云南中草药》："养血补虚，清热。"

养生食谱

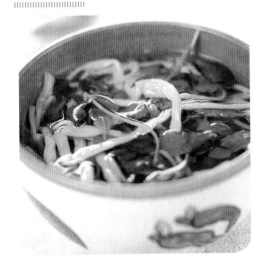

◆ 黄花木耳汤

主　料： 干黄花 30 克，黑木耳 20 克。

调　料： 盐、鸡精各 5 克，葱花、食用油各适量，胡椒粉少许。

做　法：

1. 黄花泡发，洗净去根；木耳用温水泡发好，撕成小朵。

2. 锅置火上，倒油烧热，炒香葱花，放入黄花、木耳翻炒片刻，倒入适量清水煮开至熟，加盐、胡椒粉、鸡精调味即可。

功　效： 益气润肺，养血驻颜。

◆ 马齿苋黄花汤

主　料： 干黄花菜 50 克，马齿苋 100 克。

调　料： 盐 5 克，蒜片适量，味精、鸡精各少许。

做　法：

1. 干黄花菜泡发后，切去根部杂质；马齿苋洗净，切长段。

2. 锅中放入适量水烧开，放入黄花菜用中小火煮开，快熟时放入马齿苋，蒜片同煮，加盐、味精、鸡精调味即可。

功　效： 清热解毒消炎。

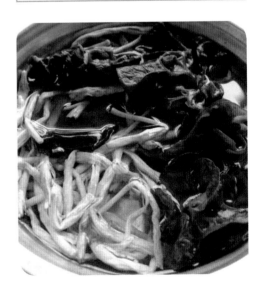

榛蘑

祛风活络强筋骨

别　　名	蜜蘑、栎蘑、根腐菌、蜜环菌。
性味归经	味甘，性温；归肝、膀胱经。
建议食用量	50 ～ 100 克。

营养成分

甘露醇、D-苏糖醇、卵磷脂、麦角甾醇、甲壳质、维生素 B_1、维生素 B_2、维生素 C、氨基酸，游离氨基酸有胱氨酸、半胱氨酸、组氨酸、精氨酸、天冬氨酸、甘氨酸、谷氨酸、苏氨酸、α-丙氨酸、脯氨酸、酪氨酸、缬氨酸、亮氨酸。

缓解疼痛原理

榛蘑为真菌，被人们称为山珍，东北第四宝。榛蘑富含 B 族维生素、氨基酸、维生素 E 等，能营养神经、镇静止痛、润泽肌肤、增强免疫力，可治外风引起的皮肤瘙痒疼痛、腰背疼痛、局部炎症不消等。

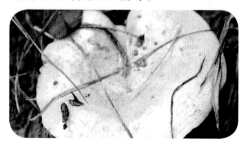

食用宜忌

尤其适合用眼过度、眼炎、夜盲症、皮肤干燥、高血脂、高血压、动脉硬化、黏膜失去分泌能力、羊痫风、腰腿疼痛、佝偻病、免疫低下、癌症、呼吸道疾病、消化道病的患者食用。

养生食谱

◆ 榛蘑炖土鸡

主　料：土鸡 1 只，榛蘑 100 克。

调　料：姜、枸杞子、料酒、盐、味精各适量。

做　法：

1. 把土鸡收拾干净，洗净切块；姜切片、枸杞子洗净；榛蘑用温水泡软清洗干净。

2. 锅里加水大火烧开，下鸡块，加料酒大火烧开，撇净血沫，加姜片转小火炖 40 分钟。

3. 加榛蘑改火炖 20 分钟，加枸杞子、盐、味精调味再炖 3 分钟即可。

功　效：健脾强筋。

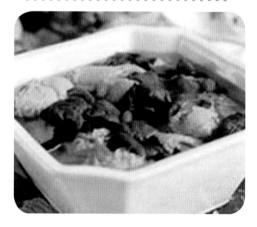

樱桃

补脾益肾止疼痛

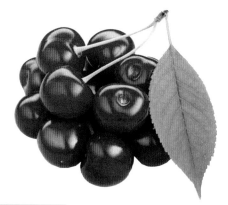

别　　　名	桃、朱樱、朱桃、英桃、紫桃、朱果。
性味归经	味甘，性温；归脾、胃、肾经。
用法用量	入汤剂 15 ~ 60 克；或浸酒。外用适量，浸酒涂搽，或捣敷。

营养成分

糖、枸橼酸、酒石酸、胡萝卜素、维生素 C、铁、钙、磷等。

缓解疼痛原理

每百克樱桃中含铁量多达 59 毫克，居于水果首位，能促进血液生长，可缓解血虚生风所致的四肢麻木疼痛。且富含矿物质、维生素等，能祛风除湿，对风湿腰腿疼痛有良效。用于治疗腰腿疼痛、四肢不仁、瘫痪等症。

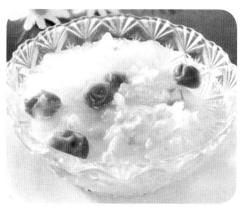

注意事项

湿热证及糖尿病患者不宜用；孕妇不宜食；有溃疡症状者慎用；不可过量服食，尤其是小儿。

良方妙方

风湿关节疼痛：鲜樱桃 1 千克，独活 50 克，威灵仙 30 克，共泡入酒中，1 个月后食用，每次 10 枚，每日 2 次。（《食品的营养与食疗》）

养生食谱

◆ 樱桃银耳汤

主　料：银耳 30 克，红樱桃脯 20 克，冰糖适量。

做　法：

1.银耳用温水泡发后去掉耳根，洗净，上蒸笼蒸 10 分钟。

2.汤锅加清水、冰糖，微火溶化后放入樱桃脯，再用旺火烧沸，起锅倒入银耳碗内即可。

功　效：补中益气，滋阴养血，强身健体。

桂圆

调节气血安心神

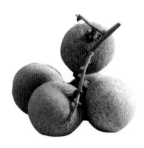

别　名　益智、龙眼、比目、荔枝奴、亚荔枝、木弹、骊珠、燕卵、鲛泪、圆眼。

性味归经　味甘，性温；归心、脾经。

建议食用量　每天 5 颗左右。

营养成分

葡萄糖、果糖、蔗糖、酒石酸、腺嘌呤、胆碱、有机酸、蛋白质及脂肪等。

缓解疼痛原理

桂圆中含有大量的糖分、B 族维生素等，能有效补充血容量，加快血液循环，还能增强免疫力，预防骨质疏松与贫血等，对营养不良、免疫力低下引起的局部疼痛有较好的疗效。

食用功效

桂圆含有多种营养物质，有补血安神、健脑益智、补养心脾的功效；研究发现，桂圆对子宫癌细胞的抑制率超过 90%，妇女更年期是妇科肿瘤好发的阶段，适当吃些桂圆有利健康；桂圆有补益作用，对病后需要调养及体质虚弱的人有辅助疗效。

食用宜忌

宜食：适宜神经性或贫血性或思虑过度所引起的心跳心慌、头晕失眠者食用；适宜大脑神经衰弱、健忘和记忆力低下者食用；适宜年老气血不足、产后妇女体虚乏力、营养不良引起的贫血患者食用；对病后需要调养及体质虚弱的人有辅助疗效。

忌食：阴虚火旺、湿滞停饮、消化不良、恶心呕吐者忌食；糖尿病、盆腔炎、尿道炎患者及月经过多者忌食；性热助火，故小孩子不宜吃太多；妇女在怀孕期间最好别吃桂圆，特别是对早孕的妇女来说，应当禁食，以免气机失调，引起流产或早产。

经典论述

《本草纲目》："食品以荔枝为贵，而资益则龙眼为良，盖荔枝性热，而龙眼性和平也。严用和《济生方》治思虑劳伤心脾有归脾汤，取甘味归脾，能益人智之义。"

良方妙方

和气血、补筋骨及皮肤美容：龙眼肉 250 克，枸杞子 120 克，当归、菊花各 30 克，白酒 3500 毫升。共浸泡 30 天后服用。

养生食谱

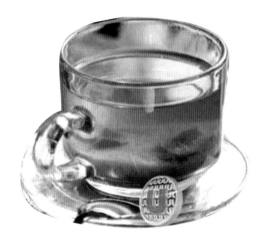

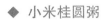

◆ 小米桂圆粥

主　料：小米 200 克，桂圆 20 克，红糖 10 克。

做　法：小米和桂圆洗净，将锅置火上，放入适量清水、小米，先用大火煮沸，加入桂圆肉，改用小火煮至粥熟，调入适量红糖即可食用。

功　效：养血安神，补虚长智。

◆ 桂圆酒茶

主　料：桂圆肉 200 克。

辅　料：红糖、香油和米酒适量。

做　法：将桂圆放入锅中，加入两杯清水一起煮，加入红糖、香油和米酒，煮至沸腾即可饮用。

功　效：热身补血，利于睡眠。

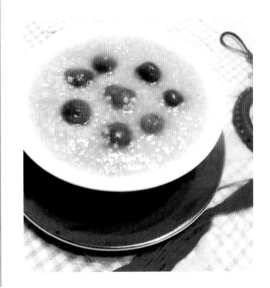

桑椹

滋阴养血补肝肾

别　　　名	桑实、乌葚、文武实、黑葚、桑枣、桑葚子、桑果、桑粒。
性味归经	味甘、酸，性寒；归心、肝、肾经。
用法用量	内服：煎汤，10～15克；或熬膏、浸酒、生啖；或入丸、散。

营养成分

葡萄糖、鞣酸、苹果酸、维生素 B_1、维生素 B_2、维生素 C、胡萝卜素、脂肪酸、钙等。

缓解疼痛原理

桑椹是一种味道鲜美的水果，也能当药用。桑椹所含糖分、维生素、矿物质等，能有效地扩充血容量、加快细胞代谢、增强肝脏解毒能力，可防止人体动脉硬化、骨骼关节硬化，从而减轻局部炎症引起的疼痛不适，还能中度激发淋巴细胞转化，增强免疫力。

食用功效

补血滋阴，生津润燥。用于眩晕耳鸣，心悸失眠，须发早白，津伤口渴，内热消渴，血虚便秘。

适用人群

免疫力低下、须发早白、腰膝酸软的人适用。大便干结、消渴口干的人适用。头晕目眩、耳鸣心悸、烦躁失眠的人适用。

注意事项

桑椹不可多食久服，否则易致鼻出血。脾胃虚寒腹泻的人勿服。孕妇忌用。小儿不宜服用。

良方妙方

1. 补血益肾、聪耳明目：鲜桑椹、糯米各适量。鲜桑椹洗净捣汁，将药汁与糯米共同酿成酒。每日适量佐餐食用，可补血益肾、聪耳明目。

2. 补肾明目：桑椹、大米、冰糖各适量。先将桑椹浸泡片刻，洗净后与大米同入锅内煮粥。粥熟后，加入冰糖，溶化即可，常服可以补肾明目。

经典论述

1.《本草纲目》："捣汁饮，解酒中毒，酿酒服，利水气，消肿。"

2.《唐本草》："单食，主消渴。"

3.《滇南本草》："益肾脏而固精，久服黑发明目。"

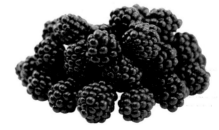

养生食谱

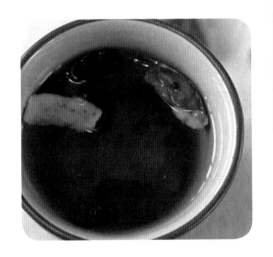

◆ 桑椹烩鸡球

主 料： 桑椹 25 克，仔鸡肉 200 克，草菇 30 克，枸杞子 6 克。

做 法： 仔鸡肉码味上浆滑熟，加清汤、桑椹、草菇、枸杞子、盐、鸡粉、味精、胡椒粉、勾芡即可。

功 效： 补肾益精。

◆ 玉竹桑椹茶

主 料： 玉竹、桑椹各 12 克，红枣 2 枚。

做 法： 将上述材料一起放入杯中，倒入沸水，盖盖子闷泡约 15 分钟后饮用。

功 效： 滋阴养血，益气安神。

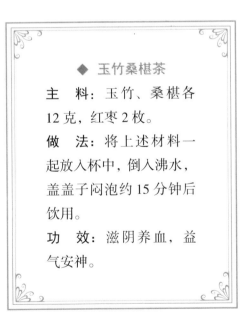

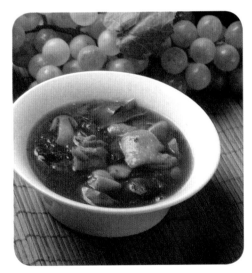

第二节　缓解颈肩腰腿疼痛的主食豆类

黑米

补肾强体的"米中王"

别　　　名　　贡米、药米、长寿米。

性味归经　　味甘，性平；归脾、胃经。

建议食用量　　每餐约50克。

营养成分

蛋白质、碳水化合物、B族维生素、维生素E、钙、磷、钾、镁、铁、锌等。

缓解疼痛原理

黑米富含淀粉、B族维生素、维生素E等营养物质，还含有黄酮类化合物，能有效缓解营养缺乏引起的神经肌肉疼痛，骨质疏松导致的腰腿疼痛等。

食用功效

黑米所含锰、锌、镁等矿物质和B族维生素比大米多，还含有大米所缺乏的花青素等植物化学成分，因而黑米比普通大米更具营养。多食黑米具有开胃益中、健脾暖肝、明目活血、滑涩补精之功效，对于少年白发、妇女产后虚弱、病后体虚以及贫血、肾虚均有很好的补养作用。

食用宜忌

黑米的外部有一坚韧的种皮包裹，不易煮烂，故黑米应先浸泡一夜后，用泡米的水再煮。黑米粥若不煮烂，不仅大多数营养素不能溶出，而且吃多了后易引起消化不良，对消化功能较弱的儿童和老弱病者更是如此。因此，胃肠不好的人不要吃未煮烂的黑米。

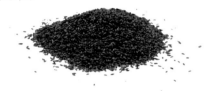

良方妙方

1. 须发早白、头昏目眩及贫血患者：黑米50克，黑豆20克，黑芝麻15克，核桃仁15克，共同熬粥加红糖调味食之。常食能乌发润肤美容，补脑益智，还能补血。

2. 气血亏虚：牛奶250毫升，黑米100克，白糖适量。做法：将黑米淘洗干净，加入适量水，放入锅中浸泡2～3小时，然后中火煮至粥快熟时，加入牛奶、白糖煮熟。每日2次，早晚空腹温热服食。具有益气、养血、生津、健脾胃的作用，适用于产后病后以及老年人等一切气血亏虚、脾胃虚弱者服用。

养生食谱

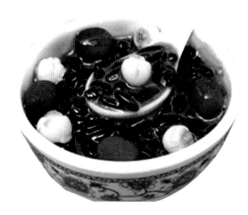

 黑米鸡肉汤

主　料：黑米 100 克，鸡肉 500 克。

辅　料：鲜汤。

调　料：香油、葱、姜、食盐各适量。

做　法：

1.先将鸡肉切块，用沸水焯一下。

2.然后将黑米与鸡块共同入砂锅，加入鲜汤和各种调料，隔水蒸炖，待鸡肉与黑米烂熟后，加香油及食盐等调味即可食用。

功　效：补虚益气，养血活血。

 黑米莲子粥

主　料：黑米 100 克，莲子 20 克。

调　料：冰糖适量。

做　法：先将黑米、莲子泡上 3～4 小时，然后一起放入锅中煮成粥，煮粥的时候一定先大火煮开，再小火慢慢熬熟，之后加入冰糖调味食用就可以了。

功　效：滋阴养心，补肾健脾。适合老人、病后体虚者食用，健康人食之亦可增强防抗病能力。

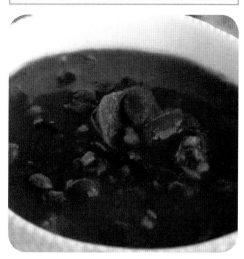

玉米

调中开胃强筋骨

别　　　名　棒子、苞米、苞谷、玉蜀黍。

性 味 归 经　味甘，性平；归脾、胃、肾经。

建议食用量　每餐 80 ~ 100 克。

营养成分

蛋白质、脂肪、淀粉、维生素 B_1、维生素 B_2、维生素 B_6、维生素 A、维生素 E、胡萝卜素、纤维素及磷、钙、铁、硒等。

缓解疼痛原理

玉米被称为"黄金食品"，富含钙质，常食能减少骨骼中钙的流失、强筋健骨。且玉米中不饱和脂肪酸、维生素 E 含量高，能降低血清胆固醇，使血脉畅通，缓解血管闭塞引起的头颈部疼痛。

食用功效

玉米含有丰富的钙、磷、硒和卵磷脂、维生素 E 等，均具有降低胆固醇的作用。玉米含有的不饱和脂肪酸中，亚油酸的比例高达 60% 以上，它和玉米胚芽中的维生素 E 协同作用，可降低血液胆固醇浓度并防止其沉积于血管壁，对冠心病、动脉粥样硬化、糖尿病、高脂血症及高血压等都有一定的预防和治疗作用。

食用宜忌

宜食：尤适宜脾胃气虚、气血不足、营养不良、动脉硬化、高血压、高脂血症、冠心病、心血管疾病、肥胖症、脂肪肝、癌症、记忆力减退、习惯性便秘、慢性肾炎水肿患者以及中老年人食用。

忌食：脾胃虚弱者，食后易腹泻。

良方妙方

1. 水肿：用鲜玉米须 60 克煎汤服用，每日服 2 次，早、晚饮用，1 次 100 毫升，24 日为 1 个疗程。

2. 小便不利：玉米须鲜者 30 ~ 45 克，干者 12 ~ 15 克，煎汤服。

3. 尿蛋白：玉米须 60 克，白茅根 60 克，水煎服，每日 1 剂。

经典论述

1. 《本草推陈》："煎服有利尿之功。"

2. 《本草纲目》："调中和胃。"

3. 《医林纂要》："益肺宁心。"

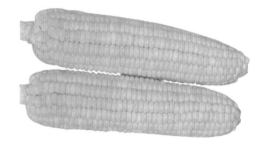

养生食谱

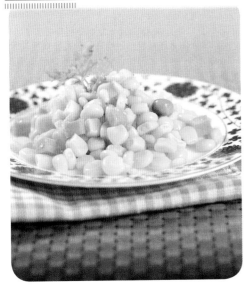

◆ **玉米汁**

主　料： 鲜玉米1个。

做　法：

1. 玉米煮熟，放凉后把玉米粒放入器皿里。

2. 按1：1的比例，把玉米粒和白开水放入榨汁机里，榨汁即可。

功　效： 含丰富膳食纤维、可防肠炎、肠癌等，能降低胆固醇、预防高血压和冠心病，常食皮肤细嫩光滑、延缓皱纹。

◆ **松仁玉米**

主　料： 玉米粒200克。

辅　料： 松仁50克。

调　料： 盐2克，香油3克，鸡粉2克，油适量。

做　法：

1. 玉米粒焯水。

2. 热锅后，放入松仁炒香后即可盛出，注意不要在锅内停留太久。

3. 锅中加油烧热，加入玉米粒，炒至入味，再加炒香的松仁和鸡粉、盐、香油即可。

功　效： 益气健脾，润燥滑肠，降脂降糖。

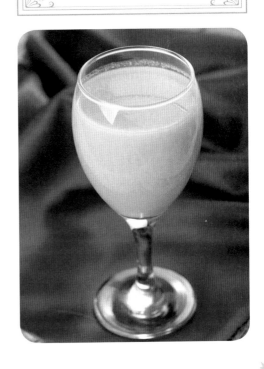

黑豆

祛风除湿补肾精

别　　　名　黑黄豆、乌豆、料豆。

性味归经　味甘，性平；归脾、
　　　　　　肾经。

建议食用量　每餐 9 ~ 30 克。

营养成分

蛋白质、脂肪、维生素、大豆苷元、大豆苷、染料木苷、黑豆色素、黑豆多糖等。

缓解疼痛原理

"黑豆乃肾之谷"，黑豆所含的皂苷、黑豆多糖、蛋白质、铁等，能增强人体的免疫力、清除氧自由基、改善贫血，可减轻体虚严重引起的颈肩腰腿痛。其所含的大豆异黄酮能延缓衰老、减少骨骼中钙质的流失，且含钙量丰富，能强健骨骼，减轻腰膝酸软等症。

食用功效

益精明目，养血祛风，利水，解毒。用于阴虚烦渴，头晕目昏，体虚多汗，肾虚腰痛，水肿尿少，痹痛拘挛，手足麻木，药食中毒。

食用宜忌

黑豆一般人群均可食用。尤其适宜脾虚水肿、脚气浮肿、体虚、小儿盗汗、自汗者食用。可治疗热病后出虚汗等症。此外，黑豆也适宜妊娠腰痛或腰膝酸软、白带频多、产后中风、四肢麻痹者食用，需要注意的是，儿童及肠胃功能不良者不要多吃。

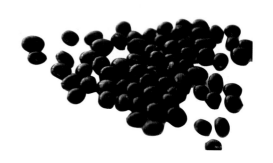

良方妙方

1. 降血脂、治风湿、抗衰老：黑豆 50 克，先将黑豆浸泡 8 小时，捞出；接着把黑豆放入豆浆机，加入适量饮用水；启动豆浆机，10 分钟即可煮熟。饮用前依个人口味添加适量砂糖。

2. 眩晕头痛、虚烦发热：黑豆 250 克，黄酒 1000 毫升。黑豆炒熟，放入密闭瓷罐中，倒入黄酒，浸泡 7 日后服用，每天饮一小杯。

经典论述

1.《本草纲目》："服食黑豆，令人长肌肤，益颜色，填筋骨，加力气。"

2.《本草汇言》："煮汁饮，能润肾燥，故止盗汗。"

养生食谱

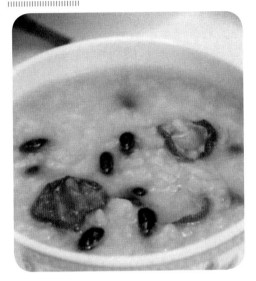

◆ 黑豆山楂杞子粥

主　料：黑豆 50 克，山楂 100 克。

辅　料：枸杞子 20 克。

调　料：红糖 20 克。

做　法：

1. 山楂切碎、去核，与枸杞子、黑豆同入砂锅，加足量水，浸泡 1 小时至黑豆泡透。

2. 用大火煮沸，改小火煮 1 小时，待黑豆酥烂，加红糖拌匀即可。

功　效：滋补肝肺，缓筋活血。适宜于肝肾阴虚型高血压、脂肪肝等患者食用。

◆ 巴戟天黑豆鸡汤

主　料：巴戟天 15 克，黑豆、薏米各 100 克。

辅　料：鸡腿 1 只。

调　料：盐、胡椒粒、调味料各适量。

做　法：

1. 将鸡腿洗净、剁块，放入沸水中汆烫，去除血水。

2. 黑豆、薏米淘洗干净，与鸡腿、巴戟天、胡椒粒一起放入锅中，加水至盖过所有材料。

3. 用大火煮开，再转成小火继续炖煮约 40 分钟左右。快熟时，加入调味料即成。

功　效：补肾阳、强筋骨。

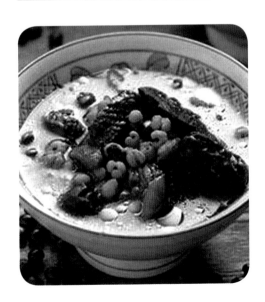

黄豆

健脑益智调睡眠

别　　　名	黄大豆、菽豆。
性味归经	味甘，性平；归脾、大肠经。
建议食用量	每天约40克。

营养成分

蛋白质、脂肪、胆碱、黄嘌呤、次黄嘌呤、胡萝卜素、维生素 B_1、维生素 B_2、烟酸、天冬酰胺、甘氨酸、苯丙氨酸、亮氨酸、异亮氨酸等。

缓解疼痛原理

黄豆中的不饱和脂肪酸和大豆卵磷脂能保持血管弹性并健脑，对失眠也有一定的调理功效，还能利肝，并保持精力充沛。

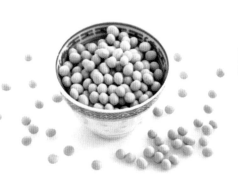

食用功效

黄豆能提供延缓机体老化的维生素和皂苷；黄豆中的钾元素，可减轻盐对人的危害，有预防高血压病的作用。近来专家又发现黄豆中含有"植物固醇"，和胆固醇的作用相似，可用来制造激素和细胞膜的成分。但是"植物固醇"不沉积于血管壁，在肠道中先于胆固醇而被吸收，所以对胆固醇的吸收起到阻碍作用。黄豆因其铁、钙、磷含量高，对正在生长发育的少年儿童和易患骨质疏松的老年人以及缺铁性贫血患者，非常适宜食用。祖国医学认为，黄豆具有益气养血、健脾宽中、下气利大肠、润燥消肿的功效。

良方妙方

1. 手足肿痛：黄豆30克，白矾6克，花椒9克，水煎，趁热先熏后洗，每日1次。

2. 足跟痛：黄豆根500克（在土内者）煎汤趁热浸洗数次。

经典论述

1.《食疗本草》："益气润肌肤。"

2.《本草汇言》："煮汁饮，能润脾燥，故消积痢。"

3.《日用本草》："宽中下气，利大肠，消水胀，治肿毒。"

4.《贵州民间方药集》："用于催乳；研成末外敷，可止刀伤出血，及拔疔毒。"

养生食谱

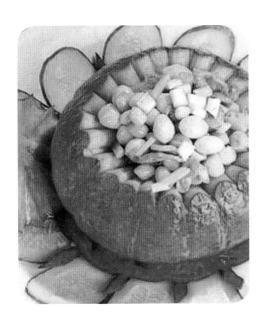

◆ 黄豆蒸南瓜

主　料：黄豆、南瓜各100克。

调　料：香油、葱、蒜各适量。

做　法：

1. 黄豆浸泡过夜泡发，洗净备用。

2. 南瓜洗净做成盅，掏出籽瓤，将南瓜和黄豆摆盘，并放入葱、蒜，放入蒸锅内蒸15分钟左右。

3. 出锅前淋上香油即可食用。

功　效：健胃消食，补脾益气，清热解毒。

◆ 猪蹄黄豆粥

主　料：黄豆80克，大米50克，猪蹄1只（约300克）。

调　料：葱段、姜片各5克，大料、桂皮、料酒、盐、冰糖各适量。

做　法：

1. 黄豆与大米分别洗净，黄豆用清水浸泡约4小时；猪蹄洗净，切块，入沸水焯烫后洗去浮沫。

2. 把猪蹄与葱段、姜片、大料、桂皮、料酒、冰糖一同放入锅中，加水适量，大火烧开后转小火炖到猪蹄熟烂，捞出晾凉，去大骨后切成小块。

3. 锅内放入清水、黄豆大火煮开，转小火煮20分钟，放入大米煮开后再煮约20分钟，放入猪蹄块及汤汁、盐，再煮约10分钟至米烂粥稠即可。

功　效：壮腰补膝，益气润肤。

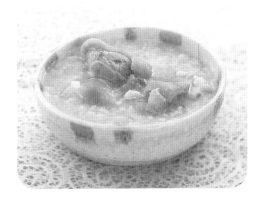

板栗

·· 补肾强筋肾之果

别　　　名	大栗、栗果、毛栗、棋子。
性味归经	味甘，性温；归脾、胃、肾经。
建议食用量	每次10个（约50克）。

营养成分

蛋白质、脂肪、碳水化合物、灰分、淀粉、不饱和脂肪酸、锌、铁、维生素B、脂肪酶等。

缓解疼痛原理

板栗有"干果之王"的美称，所含维生素C比西红柿还要高，富含淀粉、不饱和脂肪酸、锌、铁等，能补充人体所需的能量及营养，增强抵抗力，可缓解虚性痹痛、免疫力低下导致的局部炎症不消，并且有强健骨骼的功效，是防治骨质疏松的佳品。

食用功效

板栗中所含的丰富氨基酸和维生素、矿物质，能防治高血压、冠心病、动脉硬化、骨质疏松等疾病，是抗衰老、延年益寿的滋补佳品。板栗还能维持牙齿、骨骼、血管肌肉的正常功能，帮助脂肪代谢，具有益气健脾、滋补胃肠的作用。

良方妙方

1. 老年体弱、气血两虚：栗子肉100克，香菇60克，加调料适量，一起炒食。

2. 老人肾虚、腰腿酸软、脾胃虚弱：每日早晚各吃风干生栗子7个，细嚼成浆咽下。新鲜栗子30克，火堆中煨熟吃，每天早晚各1次。

3. 筋骨肿痛：板栗果捣烂敷患处。（《浙江天目山药植志》）

经典论述

1.《名医别录》："主益气，厚肠胃，补肾气，令人忍饥。"

2.《本草纲目》："有人内寒，暴泄如注，令食煨栗二三十枚，顿愈。肾主大便，栗能通肾，于此可验。"

3.《滇南本草》："生吃止吐血、衄血、便血，一切血证俱可用。"

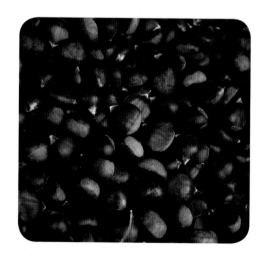

养生食谱

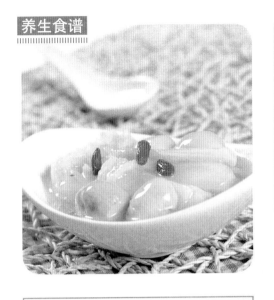

◆ 栗子粥

主　料：大米 200 克，栗子 50 克。

调　料：白糖适量。

做　法：

1. 大米洗净，用水浸泡 1 小时；栗子煮熟、去皮、切碎。

2. 锅置火上，加适量清水，放入泡好的大米，用小火熬粥。

3. 待粥沸时，加入栗子碎，再用小火煮 10 分钟左右至熟，粥黏稠后加入白糖调味即可。

功　效：补虚养身，壮腰健肾。适用于肾气虚弱、脾胃不足。

◆ 板栗扒娃娃菜

主　料：娃娃菜 350 克。

辅　料：板栗 100 克，奶汤 200 克。

调　料：盐 5 克，鸡粉 3 克，鸡油 10 克，水淀粉 25 克。

做　法：

1. 将娃娃菜去掉老叶留嫩心，底部打十字刀，焯水至熟后撕开码放盘中。

2. 板栗加少许清水，加白糖蒸软，去汤码放娃娃菜上。

3. 锅内放入奶汤加盐、鸡粉、鸡油调好味大火烧开后勾芡淋在上面即可。

功　效：补肾强筋。

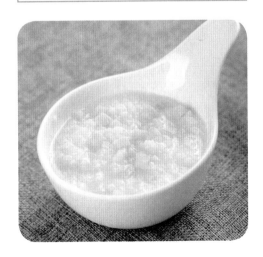

核桃

滋补肝肾强筋骨

别 名	核桃仁、山核桃、胡桃、羌桃、黑桃。
性味归经	味甘，性温；归肾、肺、大肠经。
建议食用量	每次1个（150～200克）。

营养成分

亚油酸甘油酯、蛋白质、氨基酸、脂肪酸、有机酸、碳水化合物、锌、锰、铬、钙、磷、铁及胡萝卜素、维生素 B_2。

缓解疼痛原理

核桃有"益智果""长寿果""养生之宝"等美称，所含不饱和脂肪酸、磷脂、维生素 E 等能降低体内胆固醇、软化血管、促进血液流通更顺畅，减少局部血管闭塞引起的疼痛，如椎动脉型颈椎病、下肢动脉粥样硬化性闭塞症等。

食用功效

核桃与杏仁、榛子、腰果并称为"世界四大干果"。核桃仁有防止动脉硬化、降低胆固醇的作用；核桃仁含有大量维生素 E，经常食用有润肌肤、

乌须发的作用，可以令皮肤滋润光滑，富于弹性；当感到疲劳时，嚼些核桃仁，有缓解疲劳和压力的作用。核桃仁中钾含量很高，适合高血压患者食用。

食用宜忌

宜食：核桃一般人群均可食用。尤其适宜肾虚、肺虚、神经衰弱、气血不足、癌症患者以及脑力劳动者与青少年食用。

忌食：腹泻、阴虚火旺、痰热咳嗽、便溏腹泻、内热盛及痰湿重者均不宜食用。

良方妙方

1. 肾虚腰痛：胡桃仁60克，切细，注以热酒，另加红糖调服。（《饮食治疗指南》）

2. 肺肾不足气喘：胡桃肉、人参各6克，水煎服。（《饮食治疗指南》）

经典论述

《本草拾遗》："食之令人肥健。"

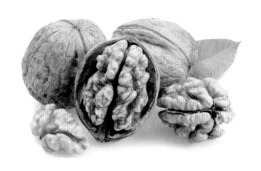

养生食谱

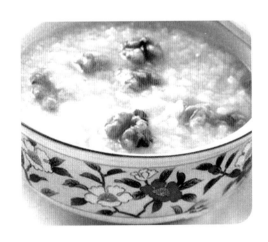

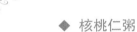

◆ 核桃仁粥

主　料： 核桃仁 100 克，粳米 100 克。

调　料： 白糖少许。

做　法： 核桃仁捣碎，和洗净的米一起加水煮成粥。

功　效： 健脑补肾。适宜于神经衰弱的健忘失眠、肾虚腰痛、泌尿道结石、小便余沥不净的患者食用。

◆ 酱爆桃仁鸡丁

主　料： 鸡丁 300 克，干核桃仁 100 克。

调　料： 甜面酱 15 克，味精 2 克，白糖 15 克，香油 2 克，盐、料酒，食用油适量。

做　法：

1. 鸡丁上浆滑油备用。

2. 核桃仁轻炸熟备用。

3. 锅内放油加入甜面酱、盐、白糖、味精、料酒调好口，放入鸡丁、核桃仁翻炒均匀，淋香油即可。

功　效： 益气养血，补肾益精，温肺定喘。

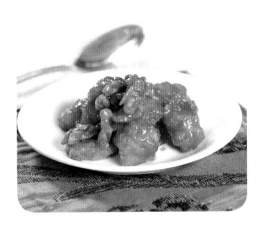

花生

健脾补血气血旺

别 名	落花生、落地松、地果、长寿果。
性味归经	性平，味甘；归脾、肺经。
建议食用量	每餐80～100克。

营养成分

蛋白质、脂肪、糖类、氨基酸、不饱和脂肪酸、卵磷脂、胆碱、胡萝卜素、粗纤维、维生素A、维生素B_6、维生素E、维生素K，硫胺素、核黄素、烟酸、钙、磷、铁等。

缓解疼痛原理

花生又名"长生果"，富含不饱和脂肪酸，可减少胆固醇在血管内堆积，促进血液的畅通，减少血管闭塞性疼痛，所含的钙、铁等矿物质元素，能缓解小腿缺钙抽搐疼痛、骨质疏松、腰膝酸软、血虚痹痛等症。

食用功效

花生含有维生素E和丰富的钾、镁、锌，能增强记忆、抗衰老、延缓脑功能衰退、滋润皮肤；花生中的维生素K有止血作用，对多种出血性疾病都有良好的止血功效；花生中的不饱和脂肪酸有降低胆固醇的作用，有助于防治动脉硬化、高血压和冠心病；花生中含有一种生物活性物质白藜芦醇可以防治肿瘤类疾病，同时也有降低血小板聚集，预防和治疗动脉粥样硬化、心脑血管疾病的作用；花生纤维组织中的可溶性纤维被人体消化吸收时，会像海绵一样吸收液体和其他物质，然后随粪便排出体外，从而降低有害物质在体内的积存和所产生的毒性作用，减少肠癌发生的机会。

良方妙方

1. 脚气：花生米90克，赤小豆60克，大蒜30克，红枣60克，水煎服，每日2次。

2. 高血压：用醋浸花生仁7日以上，每晚服7～10粒；或鲜花生叶煎水代茶饮。

经典论述

1.《药性考》："生研用下痰；炒熟用开胃醒脾，滑肠，干咳者宜餐，滋燥润火。"

2.《本草纲目拾遗》："多食治反胃。"

3.《现代实用中药》："治脚气及妇人乳汁缺乏。"

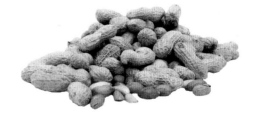

养生食谱
|||||||||||||||||

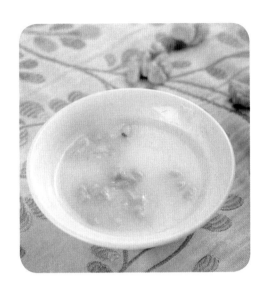

◆ 菠菜果仁

主　料：菠菜 200 克，花生米 200 克。

调　料：盐 2 克，味精 2 克，陈醋 3 克，香油 1 克，食用油适量。

做　法：

1. 将菠菜清洗干净焯水改刀切段放入容器中。

2. 花生米用油炸熟晾凉，放入容器中。

3. 加盐、味精、陈醋、香油拌匀即可。

功　效：健脾补血。

◆ 核桃花生牛奶羹

主　料：核桃仁、花生仁、牛奶各 50 克。

调　料：白糖适量。

做　法：

1. 将核桃仁、花生仁炒熟，研碎。

2. 锅置火上，倒入牛奶大火煮沸后，下核桃碎、花生碎，稍煮 1 分钟，再放白糖，待白糖溶化即可。

功　效：健脑益智，强身健体。

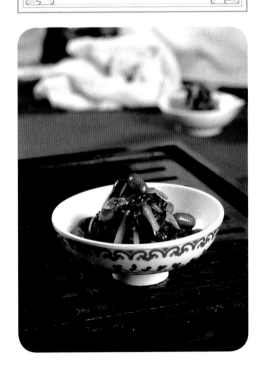

莲子

补脾止泻益肾精

别　　　名	莲肉、莲米、藕实、水芝丹、莲实、莲蓬子。
性味归经	味甘、涩，性平；归脾、肾、心经。
用法用量	内服：煎汤，6～15克；或入丸、散。

营养成分

淀粉、蛋白质、脂肪、碳水化合物、钙、磷、铁、荷叶碱、N-去甲基荷叶碱、氧化黄心树宁碱、N-去甲亚美罂粟碱等。

缓解疼痛原理

莲子营养十分丰富，除含有大量淀粉外，还含有 β-谷固醇、生物碱及丰富的钙、磷、铁等矿物质和维生素，能为机体提供多种营养，适合局部失养发生虚痹疼痛者食用。

食用功效

莲子心所含生物碱有显著的强心作用，有较强的抗癌、抗心律不齐和降血压的作用；莲子善于补五脏不足，能使血脉通畅；莲子所含的氧化黄心树宁碱对鼻咽癌有抑制作用，有防癌抗癌的功效；莲子中的棉子糖对于久病、产后或老年体虚者有滋补作用；而莲子碱有平抑性欲的作用，对青年人梦多、遗精频繁或滑精者，有良好的止遗涩精的作用。

注意事项

莲子不能与牛奶同服，否则加重便秘。服食莲子期间，少吃辛辣或者刺激性食物。中满痞胀及大便燥结者忌服。

良方妙方

补虚益损：莲实（去皮）不以多少，用好酒浸一宿，入大猪肚内，用水煮熟，取出焙干。上为极细末，酒糊为丸，如鸡头大。每服五、七十丸，食前温酒送下。（《医学发明》水芝丸）

经典论述

1.《本草纲目》："交心肾，厚肠胃，固精气，强筋骨，补虚损，利耳目，除寒湿，止脾泄久痢、赤白浊、女人带下崩中诸血病。"

2.《神农本草经》："主补中、养神、益气力。"

3.《日华子本草》："益气，止渴，助心，止痢。治腰痛，泄精。"

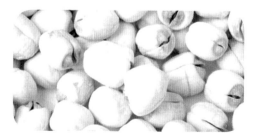

养生食谱

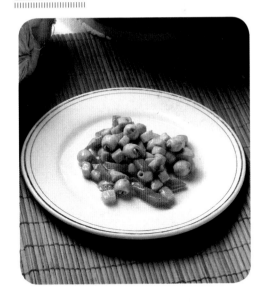

◆ 莲子桂圆粥

主　料：莲子 30 克，桂圆肉 30 克，红枣 8 颗，糯米 150 克。

做　法：

1.莲子去芯，桂圆肉用清水洗净，红枣去核洗净。

2.锅上火加适量的水烧开，加入糯米煮上 5 ~ 8 分钟后，加入莲子、桂圆、红枣、烧开后，用小火煮至 30 ~ 35 分钟即可。

功　效：补脾益肾，养心安神。

◆ 莲子炒鸭丁

主　料：莲子（水发）50 克，鸭胸肉 200 克。

辅　料：胡萝卜 50 克。

调　料：葱、姜、料酒、盐、味精、淀粉各适量。

做　法：

1.鸭肉切丁码味上浆，滑油至熟备用，莲子煮至熟软备用，胡萝卜去皮切丁飞水备用。

2.锅中留底油煸香葱姜，下入鸭丁、莲子、料酒、盐、味精炒匀勾芡即可。

功　效：滋阴益肾。

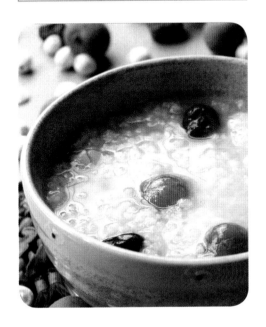

第三节 缓解颈肩腰腿疼痛的肉蛋奶类

羊肉

暖中补虚益肾气

别　　名　鰺肉、羝肉、羯肉。

性味归经　味甘，性温、热；归脾、胃、肾经。

建议食用量　内服：煮食或煎汤，125 ~ 250 克。

营养成分

蛋白质、脂肪、无机盐、钙、磷、铁以及维生素 B 、A 和烟酸等。

缓解疼痛原理

羊肉性温味甘，历来作为补养佳品，尤以冬月食之为宜。羊肉食后能暖身、温经散寒、通络止痛，既能抵御风寒，又可滋补身体，对寒凝痹通、体质虚弱引起的局部疼痛、腰膝酸软等有较好的疗效。

食用功效

羊肉性味甘热，历来作为补阳佳品，尤以冬月食之为宜。它的热量比牛肉高，冬天吃羊肉可促进血液循环，以增温御寒，因此，老年人、体弱者、阳气虚而手足不温者吃羊肉有益。

食用宜忌

宜：适合老年人和体虚的男人。

忌：外感时邪或有宿热者禁服。

良方妙方

1. 肾阳不足：白羊肉 250 克，去脂膜，切，以蒜同食之，三日一度。(《食医心镜》)

2. 腰痛：羊肾去膜，阴干为末，酒服 6 克，每日 3 次。

3. 五劳七伤虚冷：肥羊肉一腿，密盖煮烂，食汤及肉。(《本草纲目》)

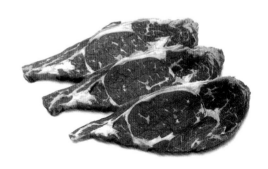

经典论述

1.《本草纲目》："羊肉补中益气，性甘，大热。"

2. 李杲："羊肉甘热，能补血之虚，有形之物也，能补有形肌肉之气。"

3.《日用本草》："腰膝羸弱，壮筋骨，厚肠胃。"

养生食谱

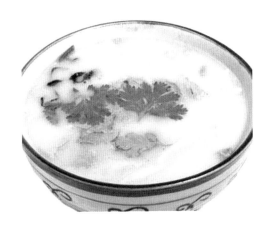

◆ **羊肉苁蓉汤**

主　料：羊肉 200 克，肉苁蓉、续断各 12 克，绿豆 5 克（或萝卜 5 片）。

调　料：葱 2 段，姜 3 片，盐适量。

做　法：

1.将羊肉切块，入锅内与绿豆或者几片萝卜加水煮，暂不放料，煮沸约 15 分钟。

2.将绿豆或萝卜和水一起倒掉，锅内再加清水、肉苁蓉，川续断和葱段、姜片、盐，煮沸后改小火煨至羊肉煮烂即可。

功　效：温里补虚，益精壮阳。

◆ **干姜羊肉汤**

主　料：羊肉 150 克，干姜 30 克。

调　料：盐、葱末、花椒粉各适量。

做　法：羊肉切块，与干姜共炖至肉烂，调入盐、葱末、花椒粉即可。

功　效：温里，散寒，补虚。

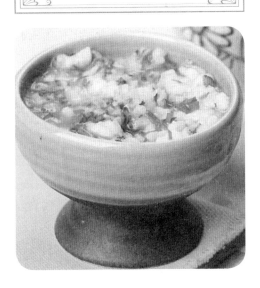

猪排骨

补中益气强筋骨

性味归经 味甘，性平；归脾、胃、肾经。

建议食用量 内服：煮食或煎汤，100 克。

营养成分

蛋白质、脂肪、维生素、磷酸钙、骨胶原、骨黏蛋白等。

缓解疼痛原理

排骨有补中益气、滋养脾胃、改善贫血、强健筋骨等功效，可为幼儿和老人提供钙质，防治缺钙抽搐、骨质疏松等。同时可增强体力，提高人体免疫力。

食用功效

猪排骨味具有补中益气、润肠胃、生津液、丰肌体、泽皮肤的功能。但由于猪肉中含脂肪量比较高，多食易碍胃生湿，凡高血压、冠心病、糖尿病患者，以少食或不食为宜。

食用宜忌

宜：适宜于气血不足，阴虚纳差者。

忌：湿热痰滞内蕴者慎服；肥胖、血脂较高者不宜多食。

良方妙方

1. 风湿痛：瘦猪肉 250 克，北沙参 30 克，将药 2 味放砂锅内，放入油、盐、葱、姜，一同煮熟，分 2 次吃下。

2. 风湿性关节炎：瘦猪肉 100 克，辣椒根 90 克，共煮汤，调味后服食。每天 1 次，连服 7 ~ 10 天。

3. 头痛：瘦猪肉 50 克，夏枯草 6 ~ 24 克，同煮汤服食，每日 1 次；或猪脑 1 个，天麻 10 克，石决明 15 克，同放砂锅中加水适量，以小火炖煮 1 小时成稠厚羹汤，捞出药渣，1 日分 2 ~ 3 次服。

经典论述

1.《本经逢原》："精者补肝益血。"

2.《随息居饮食谱》："猪肉，补肾液，充胃汁，滋肝阴，润肌肤，利二便，止消渴，起尪羸。"

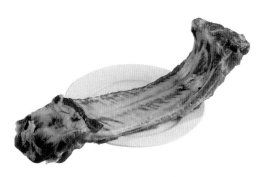

养生食谱

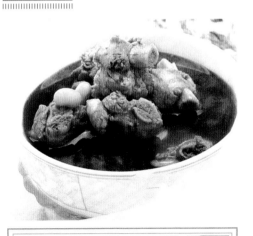

◆ 黄豆排骨汤

主　料：黄豆150克，排骨600克。

调　料：大头菜、生姜各1片，盐少许。

做　法：

1.黄豆放入锅内略炒，不加油，洗干净，淋干水。

2.大头菜切一片，浸透，去咸味，洗干净。生姜洗干净，去皮，切1片。

3.排骨洗干净，斩段，放入沸水中煮5分钟。

4.瓦煲内加入清水猛火煲至水沸后放入用料，至水再沸起，改用中火继续煲至黄豆熟透，以少许盐调味即可。

功　效：健脑益神，养血宁心。

◆ 莲子冬瓜炖排骨

主　料：猪小排300克。

辅　料：冬瓜250克，莲子25克，干贝30克，枸杞子5克。

调　料：盐3克，鸡粉4克，胡椒粉2克，水500克。

做　法：

1.排骨洗干净，斩段，放入沸水中煮5分钟；冬瓜去皮，切块；莲子泡发洗净。

2.砂锅里放水、莲子、干贝、排骨炖2个小时。

3.再放入冬瓜炖20分钟后，加枸杞子、盐、鸡粉、胡椒粉即可。

功　效：温中补肾，强筋健骨。

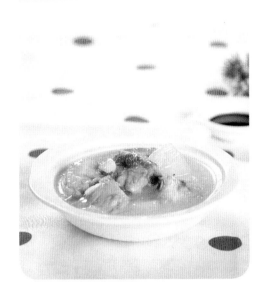

牛奶

补虚益肺壮体格

别　　　名	牛乳。
性味归经	味甘，性微寒；归心、肺、胃经。
建议食用量	每天 250 ~ 500 毫升。

营养成分

蛋白质、脂肪、碳水化合物、维生素 A、硫胺素、核黄素、烟酸、维生素 C、维生素 E、钙、磷、镁、铁、锌、硒、铜、锰、钾、胆固醇等。

缓解疼痛原理

牛奶营养丰富，含有人体所需的全部氨基酸，并含有多种矿物质、微量元素及多种维生素，是人类最理想的天然食品，被营养学家誉为"白色血液"，能有效补充人体所需营养，增强抵抗力，加快局部疼痛不适的康复。牛奶还是人体钙的最佳来源，消化吸收率高达 98%，常喝牛奶可以强健骨骼，预防骨质疏松、腰膝酸软等症。

食用功效

牛奶具有补肺养胃、生津润肠之功效，对人体具有镇静安神作用，对糖尿病久病、口渴便秘、体虚、气血不足、脾胃不和者有益；牛奶中的碘、锌和卵磷脂能大大提高大脑的工作效率；牛奶中的镁元素会促进心脏和神经系统的耐疲劳性；牛奶能润泽肌肤，经常饮用可使皮肤白皙、光滑，增加弹性；基于酵素的作用，牛奶还有消炎、消肿及缓和皮肤紧张的功效；儿童常喝鲜奶有助于身体的发育，因为钙能促进骨骼发育；老人喝牛奶可补足钙质需求量，减少骨骼萎缩，降低骨质疏松症的发生概率，使身体柔韧度增加。

良方妙方

失眠、多梦：豆蔻、小茴香、荜茇各 15 克，牛奶 50 毫升。前 3 味煎汤取汁，最后加牛奶煮沸 10 分钟，内服。每日 2 ~ 3 次，每次半碗（约 50 至 100 毫升）。对失眠、多梦、心悸、怔忡，特别是长期失眠患者效果较好。

经典论述

1.《日华子本草》："润皮肤，养心肺，解热毒。"

2.《本草经疏》："牛乳乃牛之血所化，其味甘，其气微寒无毒。甘寒能养血脉，滋润五脏，故主补虚羸，止渴。"

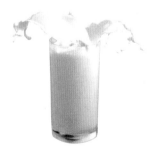

养生食谱

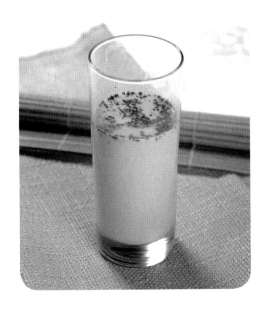

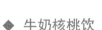

◆ 牛奶番茄

主　料： 鲜牛奶200毫升，番茄250克，鲜鸡蛋3个。

做　法：

1. 先将番茄洗净，切块待用；淀粉用鲜牛奶调成汁，鸡蛋煎成荷包蛋待用。

2. 鲜牛奶汁煮沸，加入番茄、荷包蛋略煮片刻，然后加入适量盐和胡椒粉调匀即成。

功　效： 健脾和胃，补中益气。

◆ 牛奶核桃饮

主　料： 核桃仁300克，牛乳200克，豆浆200克，黑芝麻200克。

调　料： 白糖适量。

做　法： 将核桃仁、芝麻放入小石磨或搅拌成粉末后将牛乳、豆浆倒入，煮沸，白糖调味即可。

功　效： 补虚损，益肺胃，强腰健骨，祛斑养颜。

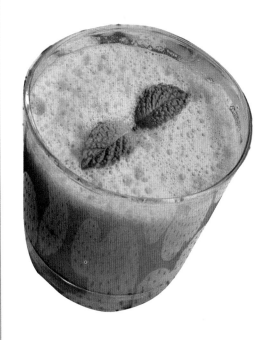

鸡蛋

益气补血补钙

别　　名	鸡卵、鸡子。
性味归经	蛋清甘，凉；蛋黄甘，平；归心、肾经。
建议食用量	每天 1 ~ 2 个。

营养成分

卵白蛋白、卵球蛋白、卵磷脂、固醇类、钙、磷、铁、维生素 A、维生素 D 及 B 族维生素等。

缓解疼痛原理

鸡蛋几乎含有人体必需的所有营养物质，蛋白质含量高，氨基酸比例适合人体的生理需要，钙及维生素 D 含量也比较高，能增强体质、强壮骨骼，缓解营养缺乏导致的肌肉麻木抽搐、腰膝酸软、骨质疏松等症。

食用功效

蛋黄中的卵磷脂、甘油三酯、胆固醇和卵黄素，对神经系统和身体发育有很大的功效；卵磷脂被人体消化后，可释放出胆碱，胆碱可改善各个年龄组的记忆力；鸡蛋中的蛋白质对肝脏组织损伤有修复作用，蛋黄中的卵磷脂可促进肝细胞的再生，还可提高人体血浆蛋白量，增强肌体的代谢功能和免疫功能；鸡蛋中含有较多的维生素 B_2，维生素 B_2 可以分解和氧化人体内的致癌物质，鸡蛋中的微量元素，如硒、锌等也都具有防癌作用。

食用宜忌

鸡蛋与甲鱼、茶、豆浆、味精等相克。鸡蛋与甲鱼不宜一起食用，孕妇及产后便秘者更需注意。茶叶中的单宁可破坏鸡蛋的蛋白质，对胃有刺激作用。

脾胃虚弱者不宜多食，多食则令人闷满。

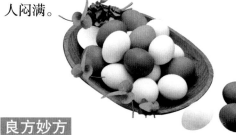

良方妙方

1. 遗精：何首乌 30 克，鸡蛋 2 个共煮，鸡蛋熟后去壳再煮片刻，食蛋。

2. 鼻衄：鸡蛋清 2 个，白糖 30 克，将鸡蛋清搅匀后，加入白糖再搅，开水冲服。

3. 感冒：鸡蛋 1 个打散，与 30 克冰糖混合，临睡前开水冲服，取微汗。

经典论述

1.《本草拾遗》："鸡子白，解热烦。"

2.《本草纲目》："精不足者，补之以气，故卵白能清气，治伏热、目赤、咽痛诸疾。形不足者，补之以味，故卵黄能补血，治下痢、胎产诸疾。"

养生食谱

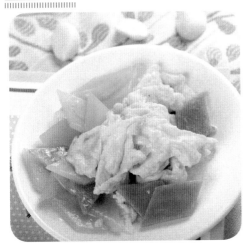

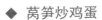

◆ 莴笋炒鸡蛋

主　料：莴笋 100 克，鸡蛋 4 个，火腿片适量。

调　料：盐、花生油适量。

做　法：

1. 先把莴笋去皮洗净，切成菱形片。鸡蛋磕入碗中打散，搅拌均匀。

2. 鸡蛋过油滑炒一下，盛出来备用。

3. 锅中留底油，放入莴笋片、火腿片、盐翻炒 1 分钟，再加入滑好的鸡蛋翻搅匀，出锅装盘即可。

功　效：改善糖的代谢功能，防治缺铁性贫血。

◆ 鸡蛋羹

主　料：虾皮 10 克，鸡蛋 2 个。

调　料：盐、温水、香油、香葱各适量。

做　法：

1. 把虾皮洗净，沥干备用；香葱切末；鸡蛋磕入碗中。

2. 把鸡蛋打散，加入少量的盐、虾皮、香油、葱末，把温水加入蛋液中，水和鸡蛋的比例约为 2 : 1。然后朝一个方向搅拌均匀。

3. 锅置火上，加适量水烧沸，将蛋羹碗放入锅内，加盖，用大火蒸 5 分钟即可。

功　效：润肺利咽，清热解毒。

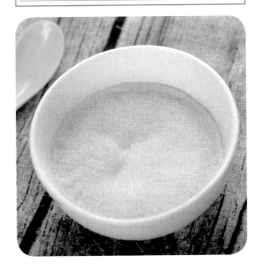

猪腰

滋补肾气强腰腿

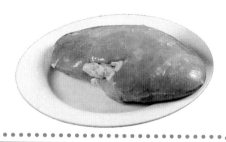

别　　　名	猪肾、猪腰子。
性味归经	味甘，性咸平；归肾经。
建议食用量	内服：煮食或煎汤，250克。

营养成分

锌、铁、铜、磷、维生素A、B族维生素、维生素C、蛋白质、脂肪、碳水化合物等，尤其富含微量元素锌，有"锌库"之称。

缓解疼痛原理

猪腰又名猪肾，因其形如古代银锭而得名"银锭盒"。猪腰含有大量的蛋白质等人体所需的营养物质，具有补肾、强腰膝、壮筋骨、益精的功效，可用于治疗由肾虚所致的腰酸痛、肾虚遗精、耳聋等。

食用宜忌

宜：适宜肾虚之人腰酸腰痛、遗精、盗汗者食用；适宜老年人肾虚耳聋、耳鸣者食用。

忌：血脂偏高者、高胆固醇者忌食。

养生食谱

◆ 秋耳爆腰花

主　料：腰花350克，水发秋耳100克。

辅　料：青红椒片各25克。

调　料：盐3克，味精3克，醋5克，料酒、酱油20克，水淀粉15克，胡椒粉3克，香油2克，葱、姜、蒜各5克，食用油适量。

做　法：

1.将猪腰切成两半，去膜片去腰骚切成麦穗花刀，加盐、味精、料酒、葱姜腌制15分钟。

2.秋耳用水泡软洗净焯水。

3.青红椒切成三角块。

4.锅内放入油拉熟腰花。

5.锅内放少许油爆香葱姜蒜，放入腰花、秋耳、青红椒角烹入料酒、酱油上色后加盐、味精、胡椒粉调好味，炒熟，再勾少许芡点入香油即可。

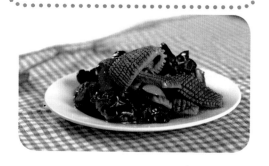

第三章

妙药良方
——远离颈肩腰腿痛

第一节　祛风寒湿药
——散寒祛湿痹痛除

独活

祛风止痛散湿寒

别　　　名　大活、山独活、香独活、川独活、肉独活。

性味归经　味辛、苦，性微温；归肾、膀胱经。

用法用量　3～10克，煎服。外用：适量。

营养成分

二氢山芹醇、乙酸酯、欧芹酚甲醚、异欧前胡内酯、香柑内酯、花椒毒素、二氢山芹醇当归酸酯、二氢山芹醇葡萄糖苷、毛当归醇、当归醇、γ－氨基丁酸、挥发油等。

缓解疼痛原理

李杲谓独活："治风寒湿痹，酸痛不仁，诸风掉眩，头项难伸。"现代研

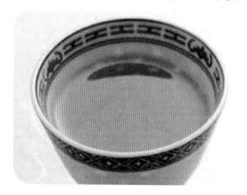

究表明其具有镇静、催眠、镇痛、抗炎等作用。另外，独活还具有轻微的降压作用，与中医的祛风除湿、通痹止痛相符，可用于风寒湿痹、腰膝疼痛、头痛等病症。

注意事项

阴虚血燥者慎服，气血虚而遍身痛及阴虚下体痿弱者禁用。一切虚风类中，咸非独活所宜。

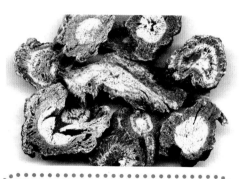

养生食谱

◆ 独活当归酒

配　方：独活、川芎、杜仲、丹参、熟地黄各30克，白酒1000毫升。

制　法：将独活、杜仲、川芎、熟地黄、丹参细锉后置于容器中，加入白酒密封用近火煨。

用　法：每日候冷，即可饮用。

功　效：祛风活血，壮腰通络。适用于风湿性腰腿痛、腰痛等。

防风

祛风胜湿止痉痛

别　　　名	关防风、东防风、旁防风。
性味归经	味辛、甘，性温；归膀胱、肝、脾经。
用法用量	内服：4.5 ~ 9克，煎服；外用：适量，煎水熏洗。

营养成分

色酮醇、亥茅酚、3-O-乙酰基亥茅酚、亥茅酚苷、5-O-甲基具阿米醇、升麻素、升麻素苷等。

缓解疼痛原理

《神农本草经》谓"主大风头眩痛，恶风，风邪，目盲无所见，风行周身，骨节疼痹，烦满。"《药类法象》谓"治风通用。"《长沙药解》谓"行经络，逐湿淫，通关节，止疼痛，舒筋脉，伸急挛，活肢节，起瘫痪。"

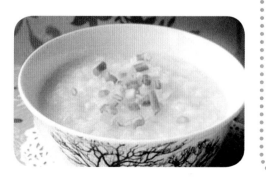

功用疗效

解表祛风，胜湿，止痉。用于感冒头痛，风湿痹痛，风疹瘙痒，破伤风。

注意事项

血虚痉急或头痛不因风邪者忌服。

良方妙方

风湿关节痛：防风、杜仲、秦艽、土牛七、人参、当归、茯苓、肉桂各10克，桑寄生、熟地黄各15克，独活、白芍各9克，川芎6克，甘草、细辛各3克，一日一剂，酒为引，3 ~ 5剂可愈。

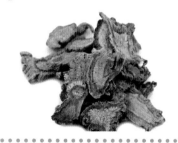

养生食谱

◆ 防风葱白粥

配　　方：防风15克，葱白3段，粳米100克。

做　　法：将防风水煎20分钟，去渣取汁，加入粳米和适量清水煮粥，待粥将熟时加入葱白即可，趁热服食。每日2次，连服2 ~ 3日。

功　　效：祛风解表，散寒止痛。适用于风寒痹痛、关节酸楚等病症。

细辛

通窍解表散风寒

别　　　名	小辛、细草、少辛、独叶草、金盆草、山人参。
性味归经	味辛,性温;归心、肺、肾经。
用法用量	1～3克,煎服。散剂每次服0.5～1克。外用:适量。

营养成分

甲基丁香酚、黄樟醚、细辛醚、榄香素,尚含优香芹酮、爱草醚、蒎烯、莰烯、桉油精、辛味物质派立托胺等。

缓解疼痛原理

细辛能散风寒,通窍解表,治风湿痹痛、头痛、头重、一身尽痛。现代研究表明,细辛还具有抗炎、提高免疫力、局部麻醉、促进新陈代谢、抗菌等作用,可用于肿瘤患者化疗和放疗所致的白细胞减少症。

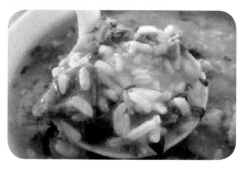

功用疗效

祛风散寒,祛风止痛,通窍,温肺化饮。用于风寒感冒,头痛,牙痛,鼻塞流涕,鼻衄,鼻渊,风湿痹痛,痰饮喘咳。

注意事项

气虚多汗,血虚头痛,阴虚咳嗽等忌服,反藜芦。

良方妙方

类风湿关节炎:细辛、制附子各10～30克,豨莶草30～100克,随症加味。每剂水煎2次,每次煎40分钟,取汁共200毫升,分4次分服。

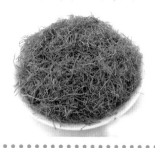

养生食谱

◆ 细辛菟丝粥

配　方: 菟丝子15克,细辛5克,粳米100克,白糖适量。

做　法: 将菟丝子洗净后捣碎,和细辛水煎去渣取汁,入米煮粥,粥熟时加白糖即可。

功　效: 祛风散寒,宣通鼻窍,补益肝肾。适用于腰膝酸软,形寒肢冷,遗精早泄等病症。

苍术

祛风除湿解疼痛

别　　名	山精、赤术、马蓟、枪头菜、青术、仙术。
性味归经	味辛、苦，性温；归脾、胃、肝经。
用法用量	内服：煎汤，3～9克；或入丸、散。

营养成分

维生素A、苍术素、苍术醇、茶杯酮、苍术苷、钙、镁、钴等。

缓解疼痛原理

苍术味苦性温，可升可降，走而不守，可除全身诸湿，与风药配伍可散寒除湿，用于治疗风湿痹痛。另外，苍术有解郁之功，可用于肝郁气滞的头部胀痛。

功用疗效

燥湿健脾，祛风散寒，明目。用于脘腹胀满，泄泻，水肿，脚气痿躄，风湿痹痛，风寒感冒，夜盲。

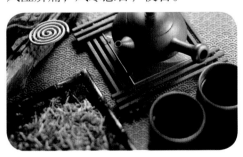

适用人群

腹泻腹痛的人及腹胀、食欲不振者适用；夜盲症、白内障等眼疾患者适用；风寒感冒者适用；脚膝肿痛及风湿病患者适用。

注意事项

苍术忌桃、李、雀肉、菘菜、青鱼。阴虚内热、出血者禁用。气虚多汗者禁用。

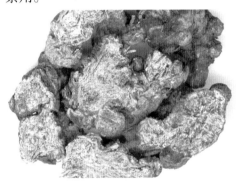

养生食谱

◆ 苍术茶

配　方：苍术10克，枸杞子5克，信阳毛尖3克，蜂蜜适量。

做　法：

1.将苍术、枸杞子洗净，放入锅中，用水煎煮，去渣取汁。

2.用药汁冲泡信阳毛尖，温热时加蜂蜜，即可饮用。

3.每日1剂，不拘时，代茶饮。

功　效：燥湿健脾，祛风除湿。适用于湿阻中焦所致的腰膝肿痛、风寒湿痹等。

羌活

通畅血脉散湿寒

别　　　名　羌青、护羌使者、胡王使者、羌滑、退风使者、黑药。

性味归经　辛、苦，微温；归肾、膀胱经。

用法用量　3 ~ 10克，煎服；外用：适量。

营养成分

异欧前胡内酯、8- 甲氧基异欧前胡内酯、5- 羟基香柑素、香柑内酯、8-（3，3- 二甲基烯丙基）-5 去甲基香柑内酯、5- 去甲基香柑醇等。

缓解疼痛原理

《本草备要》中云："泄肝气，搜肝风，治风湿相搏，本经（太阳）头痛，督脉为病，脊强而厥，刚痉柔痉，中风不语，头眩目赤。"一方面，羌活能发散风寒、祛风止痛，用于感冒风寒，

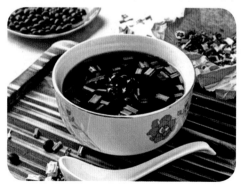

兼有头痛、身痛者；另一方面，羌活为祛风胜湿常用之品。

功用疗效

祛风除湿，通痹止痛。用于风寒湿痹，腰膝疼痛，少阴伏风头痛，风寒挟湿头痛。

注意事项

阴虚血亏、气虚多汗者慎服。

良方妙方

太阳经头痛：防风二分，羌活三分，红豆二个。为末，鼻内搐之。（《玉机微义》）

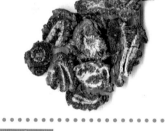

养生食谱

◆ 独活黑豆米酒汤

配　方：独活 10 克，黑豆 60 克，江米酒 30 毫升。

做　法：

1. 将黑豆泡发洗净，连泡发水一起加入砂锅。

2. 锅中加适量清水，放入独活。煮至黑豆熟烂，再加米酒少许调匀即可。

功　效：祛风止痛，通经络，活血。

第二节 祛风湿热药
——清热除湿肿痛消

防己

·———祛风止痛消水肿

别　　　名　石解、解离、载君行。

性味归经　味苦，性寒；归膀胱、肺经。

用法用量　5～10克，煎服。

营养成分

生物碱、黄酮苷、酚类、有机酸、挥发油、木防己碱、异木防己碱、木兰花碱、木防己胺、木防己宾碱、甲门尼萨任碱、去甲门尼萨任碱等。

缓解疼痛原理

现代药理研究，防己有镇痛、抗炎、抗菌、抗过敏、抗心律失常、抗肿瘤、降血糖作用，能明显增加排尿量，能明显抑制血小板聚集，促进纤维蛋白溶解，抑制凝血酶作用。

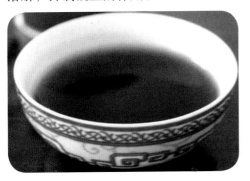

功用疗效

利水消肿、祛风止痛。用于水肿、小便不利、风湿痹痛、下肢湿热，外用于痈肿疮毒、湿疹、水肿臌胀、湿热脚气、手足挛痛、癣疥疮肿等症。

注意事项

本品大苦大寒易伤胃气，胃纳不佳及阴虚体弱者慎服。

良方妙方

风寒湿痹，四肢挛急者：与麻黄、茯苓、肉桂等同用。

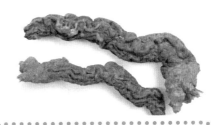

养生食谱

◆ 防己茶

配　方：防己10克，知母10克，大枣1枚。

做　法：将上述原料放入杯中，用沸水冲泡10分钟，代茶饮。也可单用防己冲泡饮用。

功　效：益气健脾，活血化瘀，宽胸去积。

秦艽

祛风清热止痹痛

别　　　名	秦胶、大艽、西大艽、左秦艽、麻花艽、西秦艽。
性味归经	味苦、辛，性平；归胃、肝、胆经。
用法用量	3～10克，煎服；外用适量，研末敷患处。

营养成分

龙胆宁碱、龙胆次碱、秦艽碱丙、挥发油及糖类。

缓解疼痛原理

因本品性平不燥，为风药中之润剂，且善走四肢，无论寒热、新久痹痛皆可选用，因其性平而偏寒，对热痹尤为适宜。若中风半身不遂，单用大剂量用水煎服即能获效，或与他药配伍同用。

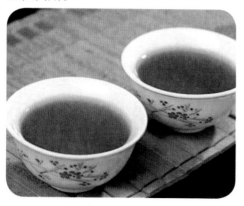

功用疗效

祛风湿，清湿热，止痹痛，退虚热。用于风湿痹痛，中风半身不遂，筋脉拘挛，骨节酸痛，湿热黄疸，骨蒸潮热，小儿疳积发热。

注意事项

久痛虚羸，溲多、便滑者忌服。

良方妙方

1. 风湿性关节肿痛：秦艽、木瓜、防己各12克，水煎服。

2. 风湿性肩臂痛：秦艽12克，防风、威灵仙、桂枝各9克，水煎服。

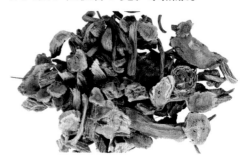

养生食谱

◆ 秦艽酒

配　　方：秦艽50克，黄酒300毫升。

制　　法：将秦艽捣碎后置于容器中；加入黄酒密封浸泡7日后，过滤去渣即成。

用　　法：每日2次，每次10毫升。

功　　效：祛风湿，退黄疸。适用于风湿患者。

赤小豆

利水消肿又解毒

别　　名	野赤豆、红小豆。
性味归经	味甘、酸，性平；归心、小肠经。
建议食用量	9～30克。外用适量，研末调敷。

营养成分

蛋白质、脂肪、碳水化合物、粗纤维、三萜皂苷、灰分、钙、磷、铁、硫胺素、核黄素、烟酸。

缓解疼痛原理

赤小豆中的皂角化合物对肾脏、心脏病等形成的水肿有改善作用，能促进通便和排尿。赤小豆还能抗菌消炎，可用于治疗多种原因引起的下肢水肿胀痛、红肿热痛等。

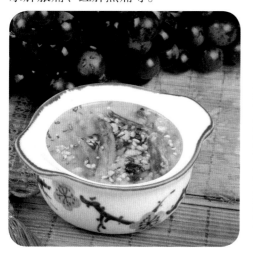

功用疗效

利水消肿，解毒排脓。用于水肿胀满，脚气浮肿，黄疸尿赤，风湿热痹，痈肿疮毒，肠痈腹痛。

食用宜忌

阴虚无湿热者及小便清长者忌食。

良方妙方

寒热错杂型类风湿关节炎：麻黄、连翘、杏仁、生姜、甘草各6克，赤小豆、桑白皮各9克，大枣12颗，水煎服。

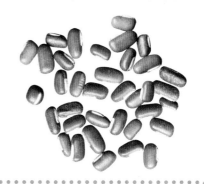

养生食谱

◆ 赤豆鸭肉粥

配　方：赤小豆25克，鸭肉100克，大米150克。

调　料：葱、姜、盐各适量。

做　法：

1. 赤豆洗净泡透，鸭肉切成丁备用。
2. 大米、赤小豆放入锅内加清水烧沸，再加入鸭肉、葱、姜、盐同煮至粥黏稠熟软即可。

功　效：清热解毒，利水消肿。

薏苡仁

健脾渗湿除痹痛

别　　　名	薏仁、苡仁、薏米、薏珠子、赣米、感米、米仁。
性味归经	味甘、淡，性凉；归脾、胃、肺经。
用法用量	内服：煎汤，9～30克；或入丸、散，浸酒，煮粥，做羹。

营养成分

蛋白质、脂肪、碳水化合物、维生素 B$_1$、多种氨基酸、薏苡素、薏苡酯、三萜化合物等。

缓解疼痛原理

薏苡仁所含薏苡仁油、薏苡素有抑制肌肉收缩、镇静镇痛、退热的作用，薏苡仁浸出物还能加强非特异性免疫功能，对湿热引起的颈肩腰腿痛非常有效。

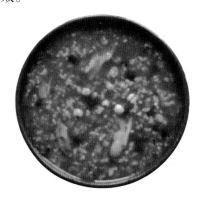

功用疗效

利水渗湿，健脾止泻，除痹，排脓，解毒散结。用于水肿，脚气，小便不利，脾虚泄泻，湿痹拘挛，肺痈，肠痈，赘疣，癌肿。

适用人群

癌症患者适用。关节炎患者适用。急慢性肾炎水肿、面浮肢肿、脚气病浮肿者适用。疣赘、青年性扁平疣、寻常性赘疣、传染性软疣以及其他皮肤营养不良粗糙者适用。肺痿、肺痈者适用。

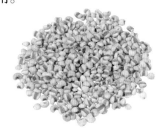

养生食谱

◆ 薏苡仁苦瓜红豆粥

配　　方：薏苡仁、红豆各 50 克，苦瓜 30 克，粳米 100 克。

做　　法：

1. 将薏苡仁、红豆先用温水泡 30 分钟洗净备用，苦瓜洗净去瓤切片备用。

2. 锅上火加水适量放入粳米和薏苡仁、红豆同煮八成熟放入苦瓜煮熟成粥即可。

功　　效：健脾消肿，清热解毒。

桑枝

健脾渗湿除痹痛

别　　　名	桑条。
性味归经	味微苦，性平；归肝经。
用法用量	内服：煎汤，9~15克。

营养成分

蛋白质、脂肪、碳水化合物、维生素 B_1、多种氨基酸、薏苡素、薏苡酯、三萜化合物等。

缓解疼痛原理

现代药理研究，桑枝有显著的抗炎、降压作用，所含的桑色素有利尿、解痉、抗病原体作用，并显示较强的抗癌活性。临床上选方可用于风湿痹痛、四肢拘挛、水肿、脚气浮肿等症。

功用疗效

祛风湿，利关节。用于风湿痹病，肩臂、关节酸痛麻木。

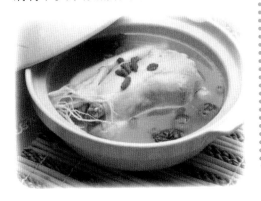

注意事项

寒饮束肺者不宜用；寒湿痹证慎用；孕妇慎用。

良方妙方

1. 风湿型肩周炎：鲜嫩桑枝 1 米。将桑枝研为粗末，放入茶壶中，用沸水冲泡。代茶饮用，每日 1 剂。

2. 风湿疼痛：桑枝 50 克，伸筋草、牛膝、防己、威灵仙各 20 克，水煎服。

3. 风湿热痹，尤其是上肢关节红肿热痛：桑枝适量，熬膏服用。

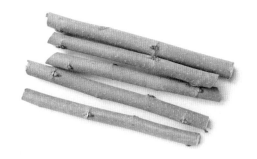

养生食谱

◆ 桑枝丹参鸡汤

配　方：桑枝 60 克，丹参、川芎各 15 克，母鸡 1 只。

制　法：母鸡去毛及内脏，洗净，与桑枝、丹参、川芎一起放入砂锅中，加水煲至鸡肉熟烂，调味即可。

用　法：佐餐食用。

功　效：祛风湿，利关节。适用于颈部疼痛、肩关节疼痛。

第三节 舒筋通络药
——筋骨舒展经络畅

乌梢蛇

● 祛风通络止痉痛

别　　　名	乌蛇、黄风蛇、乌花蛇、剑脊蛇、剑脊乌梢蛇、黑风蛇、南蛇。
性 味 归 经	味甘，性平；归肝经。
用 法 用 量	内服：煎汤，6～12克；酒浸或焙干研末为丸、散。外用：烧灰调敷。

营养成分

主要含赖氨酸、亮氨酸、谷氨酸等17种氨基酸以及原肌球蛋白。

缓解疼痛原理

现代药理研究，乌梢蛇有抗炎、镇静、镇痛作用，其血清有对抗五步蛇毒作用。对风湿引起的颈肩腰腿痛非常有效。

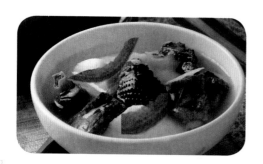

功用疗效

祛风，通络，止痉。用于风湿顽痹，麻木拘挛，中风口眼㖞斜，半身不遂，抽搐痉挛，破伤风，麻风，疥癣。

注意事项

血虚生风者慎用。

良方妙方

风湿痹痛、肌肤麻木、关节疼痛：乌梢蛇1条，优质白酒5000毫升。将乌梢蛇用酒浸泡数日，即可饮用。每日3次，每次饮用1小杯。

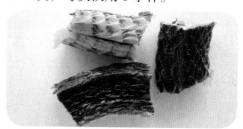

养生食谱

◆ 乌梢蛇煲乌鸡

配　方：乌梢蛇20克，姜片5克，乌鸡300克。

做　法：乌鸡宰杀洗净，剁块、氽水，乌梢蛇洗净，一同放入煲中，加入清水调入味，小火煲制熟软即可。

功　效：祛风通络，滋阴补血。

木瓜

舒筋活络擅化湿

别　　　名　木瓜实、铁脚梨、秋木瓜、酸木瓜。

性味归经　味酸，性温；归肝、脾经。

建议食用量　6 ～ 9 克。

营养成分

氨基酸、木瓜蛋白酶、番木瓜碱、维生素 C、苹果酸、枸橼酸、皂苷等。

缓解疼痛原理

木瓜素有"万寿果"之称，含有胡萝卜素和丰富的维生素 C，有很强的抗氧化能力，可帮助机体修复组织，消除有毒物质，提高吞噬细胞的功能，促进炎症介质的消除，缓解局部疼痛。

功用疗效

舒筋活络，和胃化湿。用于湿痹拘挛，腰膝关节酸重疼痛，吐泻转筋，脚气水肿。

注意事项

不可多食，多食损齿及骨。忌铁、铅等金属。胃酸多的人不宜多食。小便淋漓涩痛者慎食。

良方妙方

风湿客搏，手足腰膝不能举动：木瓜（去皮、脐）1 个，吴茱萸 30 克，青盐 15 克。将吴茱萸填入木瓜内，封住口，蒸热细研，入青盐制丸，如梧桐子大。每服 40 丸，饭前以茶或酒送下。本方名为木瓜丸。（《杨氏家藏方》）

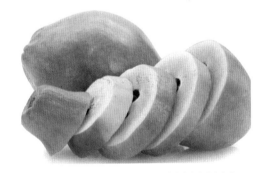

养生食谱

◆ 木瓜枸杞粥

配　方：木瓜（干制）30 克，大米100 克，枸杞子 15 克，冰糖适量。

做　法：木瓜洗净榨汁，去药渣，加入洗净的大米和枸杞子，文火熬煮加入冰糖，待糖溶化后即可使用。

功　效：舒筋活络，健脾理胃。

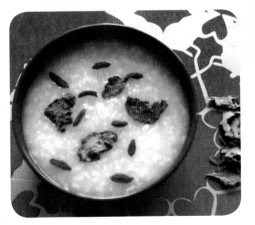

第四节　强健筋骨药
——补肝益肾筋骨壮

五加皮

——❀ 补肝益肾强筋骨

别　　　名	南五加皮、五谷皮、红五加皮。
性味归经	味辛、苦，性温；归肝、肾经。
建议食用量	内服：煎汤，5～10克，鲜品加倍；浸酒或入丸、散。外用：适量，煎水熏洗或为末敷。

营养成分

丁香苷、刺五加苷、右旋芝麻素、β-谷甾醇、β-谷甾醇葡萄糖苷、硬脂酸、棕榈酸、亚麻酸、维生素 A、维生素 B_1 以及挥发油等。

缓解疼痛原理

现代药理研究，五加皮有抗炎、镇痛、抗疲劳、抗应激（抗高温、抗低温、抗缺氧）、抗放射损伤、抗实验性高血糖、增强免疫功能作用，并能兴奋性腺、肾上腺，不同程度促进雄性大鼠的睾丸前列腺及精囊湿重，还有抗利尿、抗肿瘤、祛痰镇咳及抑菌作用。

功用疗效

祛风除湿，补益肝肾，强筋壮骨，利水消肿。用于风湿痹病，筋骨痿软，小儿行迟，体虚乏力，水肿，脚气。

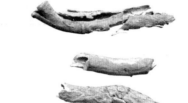

养生食谱

◆ 五加皮炖猪尾

配　方：五加皮 20 克，猪尾 500 克。

做　法：五加皮洗净，装入纱布袋中，猪尾洗净，剁成 4 厘米的长段，将猪尾、药袋同入砂锅，加料酒、葱、姜、盐、味精，加入 500 毫升清水，置于火上烧沸，再以文火炖至熟烂即可。

功　效：祛风湿补肝肾，强筋骨，滋阴润燥。

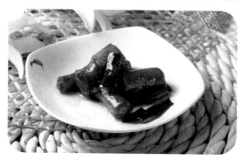

怀牛膝

逐瘀通经补肝肾

别　　　名　牛膝、山苋菜、对节草、红牛膝、杜牛膝、土牛膝。

性味归经　味苦、酸，性平；归肝、肾经。

建议食用量　5～12克。水煎服；外用，捣敷。

营养成分

三萜皂苷、蜕皮甾酮、牛膝甾酮、紫茎牛膝甾酮、多糖、氨基酸、生物碱、香豆素、甜菜碱等。

缓解疼痛原理

牛膝所含牛膝总皂苷具有抗炎镇痛及活血作用，对颈肩腰腿疼痛有较好的治疗效果。

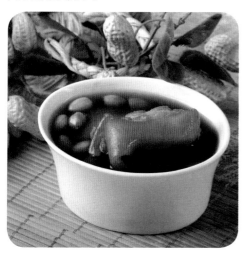

功用疗效

逐瘀通经，补肝肾，强筋骨，利尿通淋，引血下行。用于经闭，痛经，腰膝酸痛，筋骨无力，淋证，水肿，头痛，眩晕，牙痛，口疮，吐血，衄血。

注意事项

中气下陷，脾虚泄泻，下元不固，梦遗失精，月经过多者及孕妇均忌用。

良方妙方

寒湿腰痛：牛膝90克，大血藤150克，桂枝90克，当归、川芎各60克，枫荷梨、钩藤根各300克。上药共研粉末。每日3次，每次10克，调红酒服。

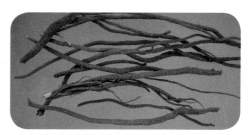

养生食谱

◆ 怀牛膝花生炖猪蹄

配　方：怀牛膝30克，花生50克，猪蹄2个。

做　法：怀牛膝洗净切片，花生泡水备用，将猪蹄剁块飞水放入砂锅中加浓汤、葱、姜大火烧开，转小火炖，加盐、味精、怀牛膝、花生、猪蹄煲至猪蹄软烂即可。

功　效：补肝肾，强筋骨。

巴戟天

补肾助阳祛风湿

别　　　名	鸡眼藤、鸡肠风、黑藤钻、兔仔肠、三角藤、糠藤、巴戟。
性味归经	味甘、辛，性微温；归肾、肝经。
用法用量	内服：煎汤，3～10克；或入丸、散；亦可浸酒或熬膏。

营养成分

葡萄糖、甘露糖、强心苷、黄酮、氨基酸、维生素C、有机酸、钾、钙、镁、甲基异茜草素、大黄素甲醚、棕榈酸等。

缓解疼痛原理

巴戟天是传统补肾阳药，近年的研究表明它具有多方面的药理作用，具有抗炎镇痛及抗凝血作用，对肾阳虚型颈肩腰腿疼痛有较好的治疗效果。

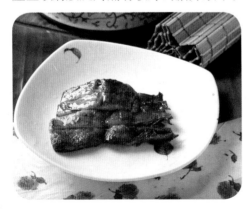

功用疗效

补肾阳，强筋骨，祛风湿。用于阳痿遗精，宫冷不孕，月经不调，少腹冷痛，风湿痹痛，筋骨痿软。

注意事项

中气下陷，脾虚泄泻，下元不固，梦遗失精，月经过多者及孕妇均忌用。

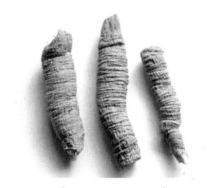

养生食谱

◆ 巴戟天酥鸭子

配　方：巴戟天10克，白条鸭一只。

做　法：将鸭子洗净，放入汤锅中煮到八成熟时捞出，从脊背用刀劈成两半，再用清水洗净。鸭胸脯朝下，放在蒸盆中，在鸭肉上放上葱段、姜片、八角、酱油、料酒、味精、巴戟天粉，添上清汤，上笼屉，用武火蒸透，取出控干水分。炒锅内放油，把鸭放在锅内文火上煎至金黄色时，放入麻油。等鸭子熟透时，切块，摆在盘内即可。

功　效：补肾壮阳，强筋骨，祛风湿，滋阴养胃。

杜仲

固护肾气强筋骨

别　　　名	思仲、思仙、石思仙、丝连皮、玉丝皮、扯丝皮。
性味归经	味甘，性温；归肝、肾经。
用法用量	内服：煎汤，6 ~ 10克；或浸酒；或入丸、散。

营养成分

杜仲胶、糖苷、维生素 C、生物碱、果胶、脂肪酸、树脂、有机酸、酮糖、醛糖、绿原酸、钾。

缓解疼痛原理

杜仲是一味能补肝肾、强筋骨之良药，多用于治疗肾虚所致的腰脊酸疼、足膝痿弱，并能治疗高血压。

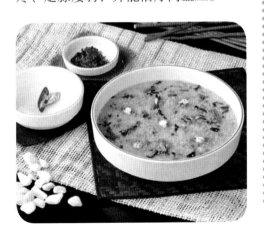

功用疗效

补肝肾，强筋骨，安胎。用于肝肾不足，腰膝酸痛，筋骨无力，头晕目眩，妊娠漏血，胎动不安。

注意事项

杜仲恶蛇皮、元参。阴虚火旺者慎服。

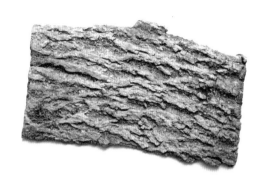

养生食谱

◆ 牛蒡杜仲羹

配　　方：牛蒡 100 颗，鹌鹑 3 只，杜仲 30 克，枸杞子 15 克，生姜 8 克，红枣 10 克，精盐适量。

做　　法：

1. 鹌鹑去内脏洗净。

2. 牛蒡、杜仲、枸杞子洗净，红枣去核洗净。

3. 将洗净的鹌鹑与牛蒡、杜仲、枸杞子、去核红枣、生姜一起放入锅内，加水适量，用武火煮沸，再转用文火烧 3 小时，加精盐调味即可。

功　　效：补益肝肾，强肾壮骨。

菟丝子

固精缩尿补肝肾

别　　名	豆寄生、无根草、无娘藤、黄丝、黄丝藤、金黄丝子。
性味归经	味辛、甘，性平；归肝、肾、脾经。
用法用量	内服：煎汤，6～12克；或入丸、散。

营养成分

树脂苷、糖类、维生素 A 类、蒲公英黄质、叶黄素等。

缓解疼痛原理

菟丝子用治肾虚所致的腰膝酸痛、阳痿遗精、尿频、带下等证候。用治腰膝酸痛，常配伍杜仲、桑寄生等同用；用治阳痿遗精，常与枸杞子、覆盆子等同用，如五子衍宗丸；用治小便不禁，夜尿频多，常与鹿茸、五味子等同用。本品为平补阴阳之品。

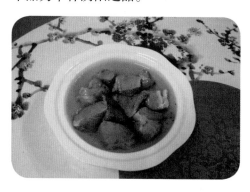

功用疗效

补益肝肾，固精缩尿，安胎，明目，止泻；外用消风祛斑。用于肝肾不足，腰膝酸软，阳痿遗精，遗尿尿频，肾虚胎漏，胎动不安，目昏耳鸣，脾肾虚泻；外治白癜风。

适用人群

阳痿、遗精、尿频、尿失禁、白浊及肾虚腰痛的人适用；不孕不育的人适用；脾虚腹泻的人适用；眼睛昏花者适用。

注意事项

菟丝子恶藋菌。阴虚火旺，大便燥结、小便短赤者不宜服。

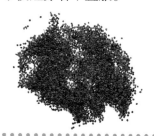

养生食谱

◆ 菟丝子杜仲炖赤肉

配　方：菟丝子 15 克，杜仲 12 克，赤肉 250 克。

做　法：菟丝子、杜仲洗净；赤肉切小块汆水一起放入锅中加清水调味烧开，煮制赤肉软烂即可。

功　效：消食开胃，温脾止泻，强筋骨。

淫羊藿

祛风除湿强筋骨

别　　　名	三枝九叶草、三叉风、羊角风、三角莲、仙灵脾、牛角花。
性味归经	味辛、甘，性温；归肝、肾经。
用法用量	内服：煎汤，3～9克；浸酒、熬膏或入丸、散。

营养成分

淫羊藿苷、淫羊藿次苷、宝藿苷、大花淫羊藿苷A、箭藿苷、金丝桃苷、多糖。

缓解疼痛原理

风寒湿痹、偏瘫等病源于气血不通、寒湿入体，淫羊藿性温以温通气血，以消除凝结，通经活络。肝主筋，肾主骨，淫羊藿辛以润肾，甘温益阳气，入肾而助元阳，即是补肾气，而温肾则益肝，所以可以强筋骨、益气力。

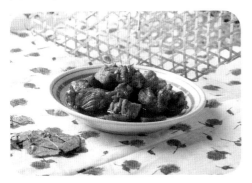

功用疗效

补肾阳，强筋骨，祛风湿。用于肾阳虚衰，阳痿遗精，筋骨痿软，风湿痹痛，麻木拘挛。适应人群：年老精气不足、健忘、骨质疏松的人适用。肾阳虚，尿频、阳痿、遗精、不孕不育及腰膝冷痛者适用；风湿痹痛患者适用；肾虚喘咳的人适用；妇女更年期高血压者适用。

注意事项

淫羊藿分为大叶淫羊藿、小叶淫羊藿、箭叶淫羊藿等多种，不论哪种，以梗少、叶多、色黄绿、不破碎者为佳。阴虚火旺者不宜服。

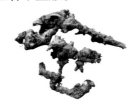

养生食谱

◆ 淫羊藿松茸烧羊肉

配　方：淫羊藿35克，松茸50克，羊肉300克，食用油适量。

做　法：淫羊藿洗净蒸软，松茸洗净，羊肉切块飞水，锅内放少许油爆香葱姜，下羊肉、松茸、淫羊藿翻炒，加水、盐、味精、鸡粉炖至羊肉软烂即可。

功　效：补肾壮阳，润肠通便，益气补虚，温中。

海马

活血散结消肿痛

别　　名	水马、龙落子、马头鱼。
性味归经	味甘、咸，性温；归肝、肾经。
用法用量	内服：煎汤，3～9克；外用适量，研末敷患处。

营养成分

蛋白质、脂肪、氨基酸、乙酰胆碱酯酶、胆碱酯酶、蛋白酶、甾醇。

缓解疼痛原理

海马研碎浸泡于酒中，10日之后即可服用。每日2次，每次一小杯。适用于肾阳虚亏所致的畏寒腰酸、神疲乏力、阳痿、早泄、男子不育、尿急、尿频及跌打损伤等。

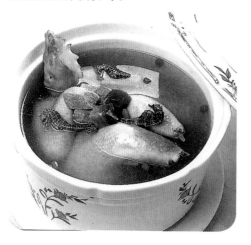

功用疗效

温肾壮阳，散结消肿。用于阳痿，遗尿，肾虚作喘，癥瘕积聚，跌扑损伤；外治痈肿疔疮。

注意事项

阴虚火旺者禁用，男子性功能亢进者忌食；肾功能不全者慎用；体内有热、血压高的人不能服用；海马有收缩子宫的功效，容易引起流产，所以孕妇忌食。

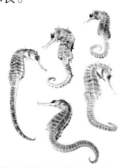

养生食谱

◆ 海马童子鸡

配　方：海马10克，童子鸡1只（约500克），虾仁12克，葱段、姜末、盐、料酒各适量。

做　法：将海马、虾仁摆在童子鸡身上，加葱段、姜末、盐、料酒和适量清水，上笼蒸熟。将蒸熟的鸡取出，原汤加盐、料酒烧沸，下水淀粉勾芡，浇在鸡身上即可。

功　效：补精益气，温中壮阳。适用于气虚，阳虚，体质虚弱，乏力怕冷，早泄等。

第五节 活血疗伤药
——散瘀消肿疗外伤

骨碎补

补肾强骨疗外伤

别　　　名	肉碎补、石岩姜、申姜、猴姜、毛姜、爬岩姜、岩连姜。
性味归经	味苦，性温；归肾、肝经。
用法用量	内服：煎汤，6～9克；或入丸、散。

营养成分

柚皮苷、21-何帕烯、7-羊齿烯、β-谷甾醇、豆甾醇、采油甾醇、四环三萜类化合物等。

缓解疼痛原理

骨碎补所含的骨碎补多糖和骨碎补双氢黄酮苷还有降血脂和抗动脉硬化的作用，有益血管健康。骨碎补能促进骨对钙的吸收，提高血钙和血磷

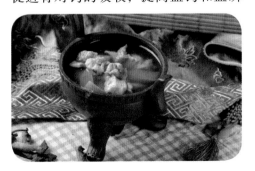

水平，有利于骨折的愈合；还能改善软骨细胞，推迟骨细胞的退行性病变。研究表明，骨碎补所含的双氢黄酮苷有明显的镇静、镇痛作用。

功用疗效

疗伤止痛，补肾强骨；外用消风祛斑。用于跌扑闪挫，筋骨折伤，肾虚腰痛，筋骨痿软，耳鸣耳聋，牙齿松动；外治斑秃，白癜风。

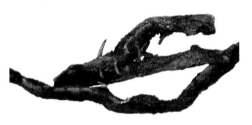

养生食谱

◆ 骨碎补炖牛腩

配　方：骨碎补30克，胡萝卜250克，牛腩400克，食用油适量。

做　法：骨碎补洗净、蒸软、切片，胡萝卜洗净、削皮、切块，牛腩洗净、切块、飞水，锅内放油烧热，下葱姜爆香，放入牛腩、骨碎补、胡萝卜、料酒、盐烧开，加适量的汤慢火炖至软烂即可。

功　效：补肾健骨，健脾明目。

当归

补血活血止痛

别　　　名	干归、云归、岷当归、马尾当归、马尾归、秦哪、西当归。
性味归经	味甘、辛，性温；归肝、心、脾经。
用法用量	内服：煎汤，6～12克；或入丸、散；或浸酒；或敷膏。

营养成分

挥发油、蔗糖、维生素 B_{12}、维生素 A 类物质、油酸、亚油酸、谷甾醇、亚叶酸、生物素等。

缓解疼痛原理

当归能补血养血，可用于血虚生风的颈肩腰腿痛，其又能活血散血，故尚可用于脉络瘀阻的瘀血颈肩腰腿痛。

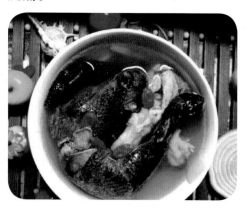

功用疗效

补血活血，调经止痛，润肠通便。用于血虚萎黄，眩晕心悸，月经不调，经闭痛经，虚寒腹痛，风湿痹痛，跌扑损伤，痈疽疮疡，肠燥便秘。酒当归活血通经。

注意事项

当归畏葛蒲、海藻、牡蒙。湿阻中满、大便溏泄者慎服。

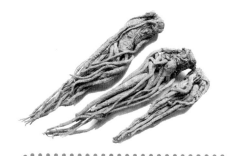

养生食谱

◆ 当归乌鸡汤

配　方：乌骨鸡肉250克，盐5克，味精3克，酱油2毫升，油5克，当归20克，田七8克。

做　法：

1.把当归、田七用水洗干净，然后用刀剁碎。

2.把乌骨鸡肉用水洗干净，放入开水中煮5分钟，再取出过冷水。

3.把所有的材料放入炖锅中，加水，慢火炖3小时，最后调味即可。

功　效：散瘀消肿，止血活血，止痛行气。

川芎

活血行气兼止痛

别　　　名	小叶川芎、山鞠穷、香果、胡䓖、马衔、京芎、贯芎、抚芎。
性味归经	味辛,性温;归肝、胆、心包经。
用法用量	内服:煎汤,3～10克;研末,每次1～1.5克;或入丸、散。外用:适量,研末撒;或煎汤漱口。

营养成分

川芎嗪、阿魏酸、川芎内酯、香草酸、棕榈酸、香草醛、β－谷甾醇、亚油酸、蔗糖等。

缓解疼痛原理

川芎辛香善升,能上行头目巅顶,有很好的祛风止痛作用,对头风头痛、风湿痹痛等症有较好的效果。

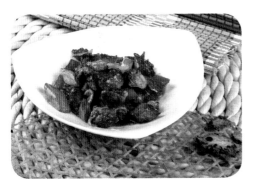

功用疗效

活血行气,祛风止痛。用于胸痹心痛,胸胁刺痛,跌扑肿痛,月经不调,经闭痛经,癥瘕腹痛,头痛,风湿痹痛。

适用人群

风湿关节痛、肢体麻木以及跌打损伤者适用。腹中寒痛、头痛的人适用。月经不调、痛经、闭经的女性适用。心绞痛的人适用。

注意事项

阴虚火旺,上盛下虚及气弱之人忌服。

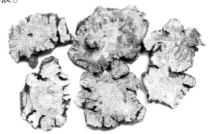

养生食谱

◆ 川芎白芷烧羊腩

配　方:川芎10克,白芷5克,羊腩400克,红萝卜50克。

制　作:川芎、白芷洗净,蒸取药汁。羊腩飞水,萝卜切成菱形块放入锅中,加500克的水,加入药汁一起炖制羊腩软烂,起锅即可食用。

功　效:活血祛痰,祛风除湿,通络止痛。

赤芍

凉血散瘀止痛

别　　名	山芍药、木芍药、赤芍药、红芍药、草芍药。
性味归经	味苦，性微寒；归肝经。
用法用量	内服：煎汤，6～12克。

营养成分

芍药苷、氧化芍药苷、苯甲酰芍药苷、白芍苷、芍药苷元酮、没食子酰芍药苷、芍药新苷、胡萝卜苷、右旋儿茶精、挥发油等。

缓解疼痛原理

赤芍可使血小板形成时间和血栓形成时间显著延长，对高黏滞血的冠心病患者也有改善血液流变性作用；能使增高的血小板表面活性和聚集性明显降低，有止血的功效；研究表明，窄叶芍药水的醇提取物有显著镇静和一定的镇痛作用，还能提高胃液的酸度，增进食欲和消化功能。

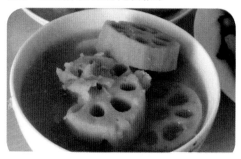

功用疗效

清热凉血，散瘀止痛。用于热入营血，温毒发斑，吐血衄血，目赤肿痛，肝郁胁痛，经闭痛经，癥瘕腹痛，跌扑损伤，痈肿疮疡。

注意事项

血虚者慎服。

良方妙方

跌打损伤，瘀肿疼痛：配虎杖用，如虎杖散；或配桃仁、当归、红花等药用。

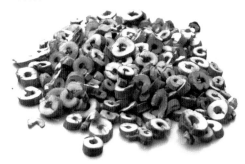

养生食谱

◆ 赤芍莲藕汤

配　方：赤芍10克，莲藕300克，白糖15克。

做　法：赤芍洗净，莲藕洗净，切成菱形块，一同放入锅内，加水适量，用大火烧沸后，改小火炖30分钟，放入白糖调味即可。

功　效：行瘀，消肿，止痛。

三七

散瘀止血消肿痛

别　　　名	田七、滇七、参三七、汉三七、山漆、金不换、血参。
性味归经	味甘、微苦，性温；归肝、胃经。
用法用量	煎汤，3～9克；研末，1～3克；或入丸、散。

营养成分

人参皂苷、三七皂苷、三七素、人参炔三醇、谷氨酸、精氨酸、赖氨酸、三七多糖、铁、铜、锰、锌、镍、钒、钼、氟等。

缓解疼痛原理

三七所含人参皂苷具有明显的中枢抑制作用，能够起到镇痛作用。可单取本品研末冲服，或配伍其他活血行气药同用。本品止痛作用强，为治瘀血诸证之佳品，伤科之要药。

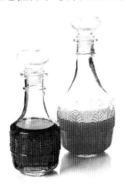

功用疗效

散瘀止血，消肿定痛。用于咯血、吐血、衄血、便血、崩漏、外伤出血、胸腹刺痛，跌扑肿痛。

适用人群

体质虚弱、免疫力低下的人适用。心脑血管疾病患者适用。高血压、高血脂及贫血的人适用。各类血症患者适用。工作压力大及饮酒多的人适用。

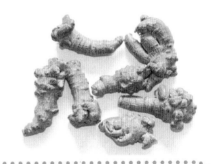

养生食谱

◆ 三七药酒

配　方：三七100克，50度的白酒1000毫升。

做　法：将三七敲碎成黄豆大小，放入瓶中，加入白酒浸泡30天，期间每日摇晃1～2次。每日服用2次，每次15毫升。

功　效：活血散瘀，舒筋止痛。对瘀血滞痛、腰酸背痛、四肢酸软、劳伤疼痛、跌打损伤、无名肿痛等症有很好的疗效。

桃仁

活血祛瘀润肠燥

别　　　名	桃核仁、桃核人。
性味归经	味苦、甘，性平；归心、肝、大肠经。
用法用量	内服：煎汤，4.5～9克；或入丸、散。外用：捣敷。

营养成分

碳水化合物、纤维素、B族维生素、苦杏仁苷、挥发油、脂肪油等。

缓解疼痛原理

现代药理研究，桃仁的水煎剂及提取物有镇痛、抗炎、抗菌、抗过敏作用。

功用疗效

活血祛瘀，润肠通便。用于经闭，痛经，癥瘕痞块，跌扑损伤，肠燥便秘。

适用人群

便秘的人适用。患有心脑血管病的人适用。肺热咳喘者适用。女人子宫血肿、痛经、闭经者适用。

注意事项

置阴凉干燥处，防蛀。桃仁具有毒性，不可过量食用。孕妇慎用。便溏者慎用。血燥虚者慎之。

良方妙方

胸肋部挫伤：桃仁、参三七、白芥子各3克，共压碾成细面，每天1剂，分2次用温开水送服，嗜酒者可用少量黄酒送服。

养生食谱

◆ 桃仁红花粥

配　方：桃仁15克，红花10克，粳米100克。

调　料：红糖适量。

做　法：

1. 将桃仁捣烂，与红花一起煎煮，去渣取汁。

2. 粳米淘净，用药汁煮为稀粥，加红糖调味食用。

功　效：活血通经，祛瘀止痛。

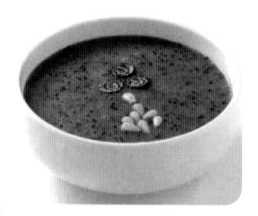

红花

活血散瘀防感染

别　　　名　草红花、红蓝花、刺红花。

性味归经　味辛，性温；归心、肝经。

用法用量　内服：煎汤，3～10克。

营养成分

红花黄色素、红花苷、红花油、脂肪油等。

缓解疼痛原理

红花所含的红花黄色素对中枢神经系统有镇痛、镇静和抗惊厥作用。此外，红花醇提物和水提物有抗炎作用；红花黄色素有免疫抑制作用。为用治瘀血病证之常用药物。

功用疗效

活血通经，散瘀止痛。用于经闭，痛经，恶露不行，癥瘕痞块，胸痹心痛，瘀滞腹痛，胸胁刺痛，跌扑损伤，疮疡肿痛。

适用人群

妇女痛经、闭经、恶露瘀阻者适用；冠心病患者适用；跌打损伤者适用。

注意事项

红花过量使用可致人体中毒反应，主要表现为腹部不适、腹痛、腹泻，甚或胃肠出血，腹部绞痛，妇女月经过多。孕妇忌用；溃疡病及出血性疾病者慎用。

良方妙方

跌打损伤、气滞血瘀：红花、木香各8克，当归、赤芍各12克，水煎服。

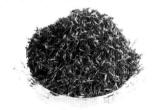

养生食谱

◆ 红花玫瑰茶

配　方：红花15克，玫瑰花10朵。

做　法：将上述材料一起放入杯中，冲入沸水，盖盖子闷泡3～5分钟后饮用。

功　效：行气活血，祛瘀止痛。

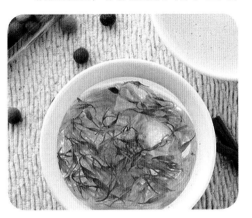

玫瑰花

行气解郁安心神

别　　　名	刺玫花、徘徊花、刺客、穿心玫瑰。
性味归经	味甘、微苦，性温；归肝、脾经。
用法用量	内服：1.5 ~ 6 克。

营养成分

维生素 C、糖类、挥发油、槲皮苷、苦味质、鞣质、脂肪油、有机酸（没食子酸）、红色素、黄色素、蜡质、β-胡萝卜素、植物黄质、γ-胡萝卜素等。

缓解疼痛原理

玫瑰花有行气止痛的作用，对于肝郁血瘀引起的头颈疼痛，有很好的疗效。

功用疗效

行气解郁，和血，止痛。用于肝胃气痛，食少呕恶，月经不调，跌扑伤痛。

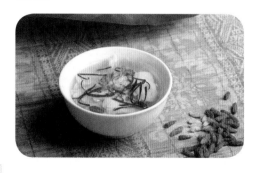

良方妙方

新久风痹：玫瑰花（去净蕊、蒂，阴干）9 克，红花、全当归各 3 克，水煎去渣，好酒送服。

适用人群

皮肤粗糙的人适用；胃腹寒痛、消化不良者适用；月经不调、乳腺增生的女性适用；肠炎、痢疾及痔疮患者适用；肺病咳嗽、咯血、吐血的患者适用。

注意事项

玫瑰花宜置密闭，阴凉干燥处保存。阴虚火旺慎服。

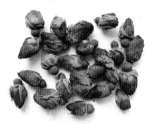

养生食谱

◆ 玫瑰枸杞鱼片汤

配　方：玫瑰花 5 克，枸杞子 25 克，鱼片 200 克。

做　法：玫瑰花取瓣洗净切成丝，鱼片码味上浆备用，砂锅中加浓汤，加盐、胡椒粉，放入枸杞子调好口味后烧开，放入腌制好的鱼片煮熟，再撒上玫瑰花丝即可。

功　效：理气解郁，活血祛瘀，补气血，益脾胃。

益母草

活血化瘀清热毒

别　　　名	益母、益母蒿、益母艾、红花艾、三角胡麻、茺蔚。
性味归经	味苦、辛，性微寒；归肝、心包经。
用法用量	内服：煎汤，9～30克，熬膏或入丸、散。

营养成分

维生素 A、益母草碱、水苏碱、益母草宁、月桂酸、苯甲酸、多量氯化钾、亚麻酸、甾醇、油酸、芸香苷、精氨酸等。

缓解疼痛原理

益母草能抗血栓、抑制血小板聚集、降脂降压、消炎利尿，可改善周身血管微循环，使血管保持畅通，缓解经络不通，炎症不消导致的头颈部疼痛。

功用疗效

活血调经，利尿消肿，清热解毒。用于月经不调，痛经经闭，恶露不尽，水肿尿少，疮疡肿毒。

适用人群

闭经、痛经及产后恶露不尽的女性适用；水肿及小便不利的人适用；疮痈肿毒、跌打损伤的患者适用。

注意事项

益母草忌铁器。阴虚血少者忌服；孕妇禁用。

良方妙方

骨折伤筋，遇阴天则痛：益母草不拘多少，用水煎膏，随病上下，食前服用，酒化下。

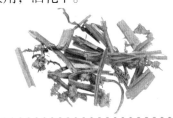

养生食谱

◆ 益母草龙眼酒

配　方：益母草 200 克，当归、龙眼各 100 克，白酒 2000 毫升。

做　法：益母草、当归、龙眼洗净切碎，放入容器中，加入白酒，密封 1 个月即可饮用。

功　效：活血祛痰，补血活血。

丹参

祛瘀活血又止痛

别　　名	紫丹参、红丹参、大红袍、红根、血参根、血山根。
性味归经	味苦，性微寒；归心、肝经。
用法用量	内服：煎汤，5～15克。活血化瘀宜酒炙用。

营养成分

丹参酮、隐丹参酮、异丹参酮、丹参内酯、丹参酸、原儿茶酸、琥珀酸等。

缓解疼痛原理

现代药理研究，能扩张冠脉，增加冠脉血流量，改善心肌缺血，促进心肌缺血或损伤的恢复，缩小心肌梗死范围；能提高耐缺氧能力，对缺氧心肌有保护作用；能改善微循环，促进血液流速；还有镇静、镇痛、抗炎、抗菌、抗过敏、降压、抗血栓、抗肝纤维化、抗胃溃疡作用。

适用人群

高血压、冠心病、脑血管疾病患者适用；头痛、眩晕的人适用；肝硬化、糖尿病、肾炎以及小儿肺炎患者适用；慢性咽炎、消化性溃疡、风湿关节炎患者适用；皮肤病患者适用。

注意事项

丹参不宜与藜芦同用。丹参忌与醋、羊肝、葱、牛奶等同服。部分人服用丹参会出现过敏反应，或者胃痛。无瘀血者慎服；妊娠妇女慎服；大便不实者忌服。

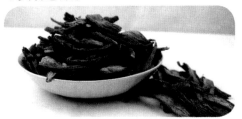

养生食谱

◆ 丹参桃红乌鸡汤

配　方：乌骨鸡腿1只，盐2小匙，棉布袋1个，丹参15克，红枣10颗，红花25克，桃仁5克。

做　法：将红花、桃仁装在棉布袋内，扎紧。鸡腿洗净剁块、汆烫、捞起；红枣、丹参冲净。将所有材料盛入煮锅，加6碗水煮沸后转小火炖约20分钟，待鸡肉熟烂加盐调味即可。

功　效：活血通脉，补心养肝，祛瘀止痛，安神宁心。

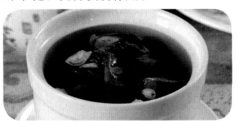

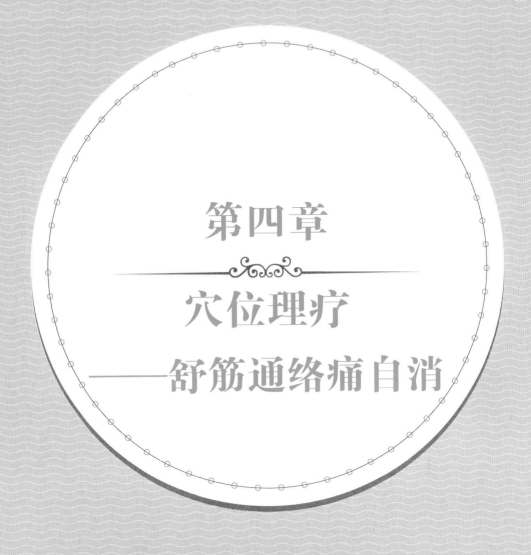

第四章

穴位理疗
——舒筋通络痛自消

第一节 经穴理疗一点通

找准穴位的方法技巧

正确取穴对艾灸、拔罐、按摩、刮痧疗效的关系很大。因此，准确的选取腧穴，也就是腧穴的定位，一直为历代医家所重视。

骨度分寸法

骨度分寸法，始见于《灵枢·骨度》篇。是以骨节为主要标志测量周身各部的大小、长短，并依其比例折算尺寸作为定穴标准的方法。不论男女、老少、高矮、肥瘦都是一样。如腕横纹至肘横纹作12寸，也就是将这段距离划成12等分，取穴就以它作为折算的标准。常用的骨度分寸见下表。

手指比量法

以患者手指为标准来定取穴位的方法。由于生长相关律的缘故，人类机体的各个局部间是相互关联的。由于选取的手指不同，节段亦不同，手指比量法可分作以下几种。

中指同身寸法：是以患者的中指中节屈曲时内侧两端纹头之间作为1寸，可用于四肢部取穴的直寸和背部取穴的横寸。

拇指同身寸法：是以患者拇指指关节的横度作为1寸，亦适用于四肢部的直寸取穴。

横指同身寸法：亦名"一夫法"，是令患者将食指、中指、无名指和小指并拢，以中指中节横纹处为准，四指横量作为3寸。

自然标志取穴法

根据人体表面所具特征的部位作为标志，而定取穴位的方法称为自然标志定位法。人体的自然标志有两种：

固定标志法：即是以人体表面固定不移、又有明显特征的部位作为取穴标志的方法。如人的五官、爪甲、乳头、肚脐等作为取穴的标志。

活动标志法：是依据人体某局部活动后出现的隆起、凹陷、孔隙、皱纹等作为取穴标志的方法。如曲池屈肘取之。

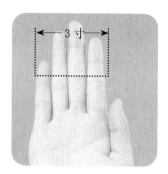

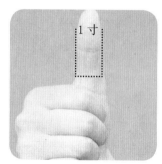

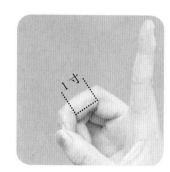

常用骨度分寸表

分部	起止点	常用骨度	度量法	说明
头部	前发际至后发际	12寸	直寸	如前后发际不明，从眉心量至大椎穴作18寸，眉心至前发际3寸，大椎穴至后发际3寸
	耳后两完骨（乳突）之间	9寸	横寸	用于量头部的横寸
胸腹部	天突至歧骨（胸剑联合）	9寸	直寸	胸部与肋部取穴直寸，一般根据肋骨计算，每一肋骨折作1寸6分（天突至璇玑可作1寸，璇玑至中庭，各穴间可作1寸6分计算）
	歧骨至脐中	8寸		
	脐中至横骨上廉（耻骨联合上缘）	5寸		
	两乳头之间	8寸	横寸	胸腹部取穴的横寸，可根据两乳头之间的距离折量。女性可用左右缺盆穴之间的宽度来代替两乳头之间的横寸
背腰部	大椎以下至尾骶	21椎	直寸	背部腧穴根据脊椎定穴。一般临床取穴，肩胛骨下角相当第7（胸）椎，髂嵴相当第16椎（第4腰椎棘突）
	两肩胛骨脊柱缘之间	6寸	横寸	
上肢部	腋前纹头（腋前皱襞）至肘横纹	9寸	直寸	用于手三阴、手三阳经的骨度分寸
	肘横纹至腕横纹	12寸		
侧胸部	腋以下至季肋	12寸	直寸	"季肋"指第11肋端下方
侧腹部	季肋以下至髀枢	9寸	直寸	"髀枢"指股骨大转子高点
下肢部	横骨上廉至内辅骨上廉（股骨内髁上缘）	18寸	直寸	用于足三阴经的骨度分寸
	内辅骨下廉（胫骨内髁下缘）至内踝高点	13寸		
	髀枢至膝中	19寸	直寸	用于足三阳经的骨度分寸；前面相当犊鼻穴，后面相当委中穴；臀横纹至膝中，作14寸折量
	臀横纹至膝中	14寸		
	膝中至外踝高点	16寸		
	外踝高点至足底	3寸		

推拿基本知识一点通

推拿，又称按摩，是祖国医学中的瑰宝。推拿医生根据中医经络理论，凭着灵活有力的双手，在人体一定部位上，采用推、拿、按、摩、揉、摇、扳、拍击等多种手法，来治疗疾病，增强人体抗病能力。对颈肩腰腿痛的治疗，应用尤其广泛，效果良好。

颈肩腰腿痛的病理变化，通常是气滞血瘀，经络不通，不通则痛。推拿手法作用于体表，可引起局部经络反应，达到疏通经络、调和气血的目的。损伤时关节错位，肌腱韧带等软组织扭转或移位，妨碍肢体关节正常活动，影响正常代谢活动，产生病理物质。推拿中的拔伸、摇晃、抖、扳等手法，具有复位作用，可恢复关节运动。由于损伤或退变，肌肉韧带、肌腱等发生变性、粘连、瘢痕化。推拿手法能直接阻止乃至松解粘连，促进局部血液循环，改善营养状况，使血管内外、细胞内外物质交换增加，生理和代谢紊乱得到调整纠正，促使炎症吸收，气血流通，阴阳平衡，使得症状缓解、消失。

对常见的腰椎间盘突出症，有人说通过推拿，可使突出的椎间盘髓核"复位"。经多种现代方法验证，只有极少数椎间盘弹性较好、突出甚轻的患者，髓核可以部分"回纳"，绝大部分患者无法达到完全"复位"。

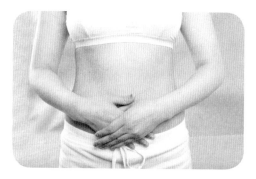

推拿治疗流派纷呈，方法尚不统一，但大致相似。实践证明，只要使用得当，单用推拿确能治好某些颈肩腰腿痛疾病。它简单安全，不需昂贵设备，花钱少，没有副作用，值得推广。推拿也可以同时配合理疗、牵引、服药、贴膏药。

推拿时注意环境温度适中，通风良好。如能在温泉（或温热水）浴后进行，效果更好。天气寒凉时应设法升温，避免受凉。初期，患者可能感到症状加重，不要因此失去信心。根据病情轻重不同，一般约需1个月疗程方能见效。

除了医生进行推拿外，现在还有模拟医生推拿手法的机械推拿床、按摩椅和电子按摩器。用于身体各部位推拿。其力量和方式由电脑或机械进行调控，减轻了医生工作强度，可使更多患者得到治疗，具有一定优点。但很难全真模拟熟练的人工推拿，须进一步改进。业内专家认为，这些器械只能起到辅助保健作用而不能代替医生治疗。

艾灸基本知识一点通

灸法是用艾绒为主要材料制成的艾炷或艾条点燃以后，在体表的一定部位熏灼，给人体以温热性刺激以防治疾病的一种疗法，也是针灸学的一个重要组成部分。《灵枢·官能》篇指出"针所不为，灸之所宜。"《医学入门》也说，凡病"药之不及，针之不到，必须灸之"。均说明灸法可以弥补针刺之不足。

常用灸法

1. 艾炷灸

将纯净的艾绒放在平板上，用手指搓捏成圆锥形状，称为艾炷。每燃烧一个艾炷称为一壮。艾炷灸分为直接灸和间接灸两类。

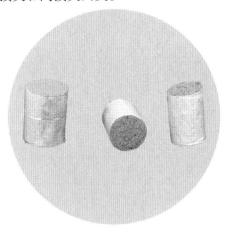

（1）直接灸　将艾炷直接放在皮肤上施灸称直接灸。分为瘢痕灸和无瘢痕灸。

无瘢痕灸：将艾炷置于穴位上点燃，当艾炷燃到2/5左右，患者感到灼痛时，即更换艾炷再灸。一般灸3～5壮，使局部皮肤充血起红晕为度。

瘢痕灸：又称"化脓灸"，施灸前用大蒜捣汁涂敷施灸部位后，放置艾炷施灸。每炷必须燃尽方可继续加炷施灸，一般灸5～10壮。因施灸时疼痛较剧，灸后产生化脓并留有瘢痕，所以灸前必须征得患者的同意。对施灸中的疼痛，可用手在施灸部周围轻轻拍打，以缓解灼疼。在正常情况下，灸后一周左右，施术部位化脓（称"灸疮"），5～6周后，灸疮自行痊愈，结痂脱落，留下瘢痕。

（2）间接灸　艾炷不直接放皮肤上，而用药物隔开放在皮肤上施灸称之，有：

隔姜灸：用鲜生姜切成约1厘米厚的薄片中间以针刺数孔，置于施术处，上面再放艾炷灸之。

隔附子饼灸：用附子粉末和酒，做成小硬币大的附子饼，中间以针刺数孔，置于施术处，上面放艾炷灸之。

隔盐灸：用食盐填敷于脐部，上置大艾炷连续施灸，至证候改善为止。

2. 艾条灸

艾条是取艾绒24克，平铺在26厘米长，20厘米宽，质地柔软疏松而又坚韧的桑皮纸上，将其卷成直径约1.5厘米的圆柱形封口而成。也有在艾绒中掺入其他药物粉末的，称药条。

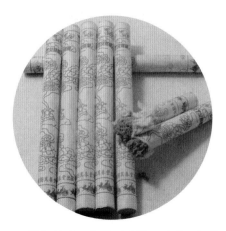

药条处方：肉桂、干姜、丁香、木香、独活、细辛、白芷、雄黄、苍术、没药、乳香、川椒各等分，研为细末，每支药条在艾绒中掺药 6 克。艾条灸分温和灸、雀啄灸两类。

（1）温和灸：将艾条的一端点燃，对准施灸处，约距 0.5 ~ 1 寸左右进行熏烤，使患者局部有温热感而无灼痛。一般每处灸 3 ~ 5 分钟，至皮肤稍起红晕为度。

（2）雀啄灸：艾条燃着的一端，与施灸处不固定距离，而是像鸟雀啄食一样，上下移动或均匀地向左右方向移动或反复旋转施灸。

3. 温针灸

是针刺与艾灸结合使用的一种方法，适应于既需要留针又必须施灸的疾病，方法是，先针刺得气后，将毫针留在适当深度，再将艾绒捏在针柄上点燃直到艾绒燃完为止。或在针柄上穿置一段长约 1 ~ 2 厘米的艾条施灸，使热力通过针身传入体内，达到治疗目的。

灸法的作用

《本草正》指出"艾叶，能通十二经……善于温中，逐冷，行血中之气，气中之滞"。因此，艾灸的应用范围比较广泛，尤其对慢性虚弱性及风寒湿邪为患的病症为适宜。

1. 艾灸有温经通络、行气活血、祛湿散寒的作用。可用来治疗风寒湿邪为患的病症及气血虚引起眩晕、贫血、乳少、闭经等症。

2. 艾灸有温补中气、回阳固脱的作用。可用治久泄、久痢、遗尿、崩漏、脱肛、阴挺及寒厥等。

3. 艾灸有消瘀散结的作用。对于乳痈初起、瘰疬、疖肿未化脓者，有一定疗效。

4. 常灸大椎、关元、气海、足三里等腧穴，可鼓舞人体正气，增强抗病能力，起防病保健的作用。《千金方》说："凡宦游吴蜀，体上常须三两处灸之，勿令疮暂瘥，则瘴疬温疟毒气不能着人"。

5. 隔姜灸有解表散寒、温中止呕的作用，可用于外感表证、虚寒性呕吐、泄泻、腹痛等。

6. 隔蒜灸有清热、解毒、杀虫的作用。可用于疔肿疮疡、毒虫咬伤，对哮喘、脐风、肺痨、瘰疬等也有一定疗效。

7. 隔附子饼灸有温肾壮阳作用。可用于命门火衰而致的遗精、阳痿、早泄等。

8.隔盐灸有温中散寒、扶阳固脱的作用。可用于虚寒性呕吐、泄泻、腹痛、虚脱、产后血晕等。

9.温针灸具有针刺和艾灸的双重作用，一般针刺和艾灸的共同适应证均可运用。

注意事项

1.施灸的程度

《千金方》指出"凡灸当先阳后阴……先上后下"。临床操作一般先灸上部、痛部，后灸下部、腹部；先灸头身，后灸四肢。但在特殊情况下，必须灵活运用，不可拘泥。

2.施灸的禁忌

（1）施灸时，应注意安全，防止艾绒脱落，烧损皮肤或衣物。

（2）凡实证、热证及阴虚发热者，一般不宜用灸法。

（3）颜面五官和大血管的部位不宜施瘢痕灸。

（4）孕妇的腹部和腰骶部不宜施灸。

3.灸后的处理

施灸后，局部皮肤出现微红灼热的，属正常现象，无须处理，很快即可自行消失。如因施灸过量，时间过长，局部出现小水泡，只要注意不擦破，可任其自然吸收。如水泡较大，可用消毒毫针刺破水泡，放出水液，或用注射器抽出水液，再涂以龙胆紫，并以纱布包裹。如行化脓灸者，灸疮化

脓期间，要注意适当休息，保持局部清洁，防止感染，可用敷料保护灸疮，待其自然愈合。如因护理不当并发感染，灸疮脓液呈黄绿色或有渗血现象者，可用消炎药膏或玉红膏涂敷。

拔罐基本知识一点通

拔罐，又叫拔火罐，是中医的重要治疗方法。此法方便、实用、副作用小，是许多医院常用的治疗方法。此法在民间也很普及，甚至流传国外。

拔罐器具，古代多用兽角、竹筒、陶罐。现代科学技术提供了金属罐、玻璃罐、橡胶罐、有机玻璃罐、塑料罐等。拔罐方式上也由过去的水煮排气、燃火排气，发展到现在的挤压排气、抽气排气、手拧排气及电动抽气等。抽气罐亦称排气罐，医药商店器械专柜有售，采用透明塑料做成杯状，上加置活塞便于抽气，通过调节罐内负压，控制吸力，不用特别操作技巧和训练，使用安全、便捷，适合家庭使用。

在操作方法上由单罐法、多罐法、留罐法发展到闪罐法、走罐法、温罐法、针罐法、指罐法、血罐法等。

中医认为，拔罐可以开泄腠理，扶正祛邪，疏通气血经络，调整脏腑。现代医学认为，拔罐时罐内所形成的负压作用，可使局部血管充血或破裂，产生某些物质，随体液流遍全身，刺激各器官，从而增强其功能。拔罐负

压的刺激，可使局部血管扩张，促进局部血液循环，改变局部组织的营养状况，加速代谢产物的排泄，增强机体免疫能力，从而达到治病目的。

拔罐疗法可治疗多个系统的多种疾病。颈椎病、肩周炎、腰椎间盘突出症、腰肌劳损、梨状肌综合征、强直性脊柱炎、腰椎管狭窄症、腰椎滑脱症和脊柱骨关节病等，都可采用拔罐治疗。

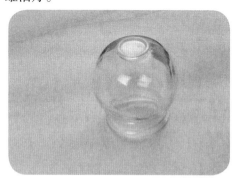

应用拔罐治疗疾病，一是按经络穴位拔罐；二是按阿是穴拔罐，即哪里有病就在哪里拔。后者容易掌握。

拔罐前须明确诊断。严重的心脏病或心力衰竭患者，久病体弱致身体消瘦者，以及高热、昏迷、抽搐、痉挛、恶性肿瘤、有出血倾向患者，不宜拔罐。行经期妇女和孕妇的腰、背、腹部不宜拔罐。寒冷季节拔罐前室内要升温，注意保暖，防止着凉。患者体位应舒适，尽量让拔罐部位外表平整。拔罐部位以肌肉丰满、毛发少的部位为宜。骨骼突起，凹凸不平及毛发多的部位不宜使用。皮肤过敏或有溃疡、水肿，以及大血管走行部位，不宜拔罐。根据不同部位，选择大小合适火罐。操作动作要迅速，防止烫伤。拔罐后局部感到热、紧、酸、凉气外出、舒适嗜睡，为正常现象。若感觉不明显，说明吸力不足，应重拔。拔罐时间 5 ~ 20 分钟为宜。头几次时间宜短，待适应后再延长。病症顽固者，可适当延长，但不宜超过 40 分钟。

拔罐时，皮肤受到刺激会产生各种反应，出现颜色和形态不同的"罐斑"，一般持续数天后消失。拔罐中后出现的水疱和血疱，如较小，可不作处理，任其自行吸收；如较大，可消毒后用针刺破，放出积液，再涂上龙胆紫。

接受拔罐治疗时要注意配合，不要随意移动体位，以免罐具脱落。如感觉到过紧、疼痛、灼热，应告诉拔罐者，取下罐具重拔。若感到头晕、恶心、眼花，是虚脱表现，应立即停止拔罐。一般平卧片刻即可恢复。

刮痧基本知识一点通

刮痧是以中医经络腧穴理论为指导，通过特制的刮痧器具和相应的手法，蘸取一定的介质，在体表进行反复刮动、摩擦，使皮肤局部出现红色粟粒状，或暗红色出血点等"出痧"变化，从而达到活血透痧的功效。还可配合针灸、拔罐、刺络放血等疗法使用,加强活血化瘀、祛邪排毒的效果。因其简、便、廉、效的特点,临床应用广泛,适合医疗及家庭保健。

刮痧板的持板方法

正确的持板方法是用手握着刮痧板,将刮痧板的长边横靠在手掌心部位,拇指及其他四个手指弯曲,分别握住刮痧板的两侧,刮痧时用手掌心部位施加向下的按压力。刮拭时应单方向刮,不要来回刮。身体平坦部位和凹陷部位的刮拭手法不同,持板的方法也有区别,下面会详细地介绍。

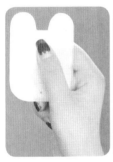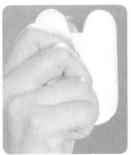

刮痧板用法

1. 面刮法

面刮法是刮痧最常用、最基本的刮拭方法。手持刮痧板,向刮拭的方向倾斜30°~60°,以45°角应用最为广泛,根据部位的需要,将刮痧板的1/2长边或整个长边接触皮肤,自上而下或从内到外均匀地向同一方向直线刮拭。面刮法适用于身体比较平坦部位的经络和穴位。

2. 平刮法

操作方法与面刮法相似,只是刮痧板向刮拭的方向倾斜的角度小于15°,并且向下的渗透力比较大,刮拭速度缓慢。平刮法是诊断和刮拭疼痛区域的常用方法。

3. 推刮法

操作方法与面刮法相似,刮痧板向刮拭的方向倾斜的角度小于45°(面部刮痧小于15°),刮拭的按压力大于平刮法,刮拭的速度也慢于平刮法,每次刮拭的长度要短。推刮法可以发现细小的阳性反应,是诊断和刮拭疼痛区域的常用方法。

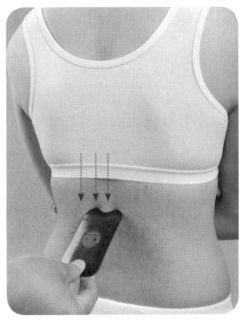

4. 单角刮法

用刮痧板的一个角部在穴位处自上而下刮拭,刮痧板向刮拭方向倾斜45°。这种刮拭方法多用于肩部肩贞穴,胸部膻中、中府、云门穴,颈部风池穴。

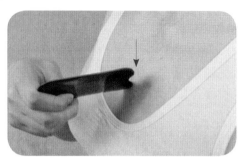

5.点按法

将刮痧板角部与穴位呈 90°垂直，向下按压，由轻到重，逐渐加力，片刻后迅速抬起，使肌肉复原，多次重复，手法连贯。这种刮拭方法适用于无骨骼的软组织处和骨骼缝隙、凹陷部位，如人中、膝眼穴。

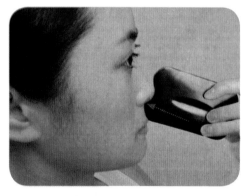

6.厉刮法

用刮痧板角部与穴区呈 90°垂直，刮痧板始终不离皮肤，并施以一定的压力，作短距离（约 1 寸长）前后或左右摩擦刮拭。这种刮拭方法适用于头部全息穴区的诊断和治疗。

7.平面按揉法

用刮痧板角部的平面以小于 20°按压在穴位上，做柔和、缓慢地旋转运动，刮痧板角部平面始终不离开所接触的皮肤，按揉压力应渗透至皮下组织或肌肉。这种刮拭方法常用于对脏腑有强壮作用的穴位，如合谷、足三里、内关穴，以及对手足全息穴区、后颈、背腰部全息穴区中疼痛敏感点的诊断和治疗。

8.垂直按揉法

将刮痧板的边缘以 90°按压在穴区上，刮痧板始终不离开所接触的皮肤，作柔和的慢速按揉。垂直按揉法适用于骨缝部穴位，以及第 2 掌骨桡侧全息穴区的诊断和治疗。

刮拭要领及技巧

1.按压力要适中

刮痧时除向刮拭方向用力外，更重要的是要有对肌肤向下的按压力，因为经脉和全息穴区在人体有一定的深度，须使刮拭的功效力传导到深层组织，才有治疗作用。刮板作用力透及的深度应达到皮下组织或肌肉，如作用力大，可达到骨骼和内肌。刮痧最忌不使用按力，仅在皮肤表面摩擦，这种刮法，不但没有治疗效果，还会因反复摩擦，形成表皮水肿。但并不是按压力越大越好，人的体质、病情不同，治疗时按压力强度也不同。各部位的局部解剖结构不同，所能承受的压力强度也不相同，在骨骼凸起部位按压力应较其他部位适当减轻。力度大小可根据患者体质、病情及承受能力决定。正确的刮拭手法，应始终保持按压力。

2. 速度应均匀、平稳

刮拭速度决定舒适度及对组织的刺激强度。速度越慢疼痛越轻，刮拭速度过快会增加疼痛，也不能发现阳性反应，从而无法进行阳性反应诊断，更不能使刮痧的渗透力达到病所，产生刮痧疗效。正确的刮拭手法应慢速均匀，力度平稳。这样可以减轻疼痛，利于诊断和消除阳性反应，产生疗效。每次刮拭应速度均匀，力度平稳，切忌快速，或忽快忽慢、忽轻忽重、头轻尾重和头重尾轻。

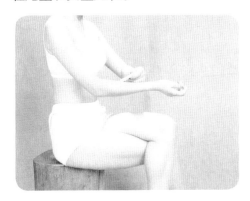

3. 点、面、线相结合

点即穴位，穴位是人体脏腑经络之气输注于体表的部位。面即指刮痧治疗时刮板边缘接触皮肤的部分，约有 1 寸宽。这个面，在经络来说是其皮部；在全息穴区来说，即为其穴区。线即指经脉，是经络系统中的主干线，循行于体表并连及深部，约有 1 毫米宽。点、面、线相结合的刮拭方法，是在疏通经脉的同时，加强重点穴位的刺激，并掌握一定的刮拭宽度。因

为刮拭的范围在经脉皮部的范围之内，经脉线就在皮部范围之下，刮拭有一定的宽度，便于准确地包含经络，而对全息穴区的刮拭，更是具有一定面积的区域。刮痧法，以疏通调整经络为主，重点穴位加强为辅。经络、穴位相比较，重在经络，刮拭时重点是找准经络，宁失其穴，不失其经。只要经络的位置准确，穴位就在其中，始终重视经络整体疏通调节的效果。点、面、线相结合的方法是刮痧的特点，也是刮痧简便易学、疗效显著的原因之一。

4. 刮拭长度要适宜

在刮拭经络时，应有一定的刮拭长度，约 8 ~ 15 厘米，如需要治疗的经脉较长，可分段刮拭。重点穴位的刮拭除凹陷部位外，也应有一定长度。一般以穴位为中心，上下总长度 8 ~ 15 厘米，在穴位处重点用力。在刮拭过程中，一般需一个部位刮拭完毕后，再刮拭另一个部位。遇到病变反应较严重的经穴或穴区，刮拭反应较大时，为缓解疼痛，可先刮拭其他经穴处，让此处稍事休息后，再继续治疗。

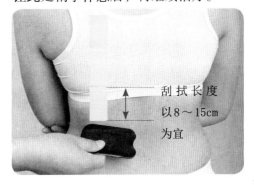

刮拭长度
以 8 ~ 15cm
为宜

第二节 治疗颈部疾病的特效穴

风池穴

祛风解毒通官窍

风池别名热府，属足少阳胆经，是足少阳经、阳维脉的交会穴。具有疏风解表、息风定眩、通利头窍的作用。中医讲"头目风池主"，它能够提神醒脑，治疗大部分风病，对眼部疾病、颈椎病和头痛均有治疗效果。

【定位】

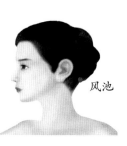

在项部，当枕骨之下，与风府相平，胸锁乳突肌与斜方肌上端之间的凹陷处。

风池

【主治】

头痛，眩晕，颈项强痛，目赤痛，目泪出，鼻渊，鼻衄，耳聋，气闭，中风，口眼㖞斜，疟疾，热病，感冒，瘿气。

【功效】

平肝息风，祛风解毒，通利官窍。

【日常保健】

» **按摩：**

揉捏风池穴处半分钟左右，以有酸胀感为佳。经常揉捏可改善头晕、面部烘热、耳中鸣响、头痛发热、颈项强痛等。

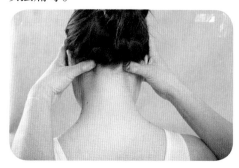

» **艾灸：**

宜采用艾条温和灸，每日灸 1 次，每次灸 5 ~ 10 分钟。可有效缓解头痛、眩晕、颈项强痛、目赤痛等症。

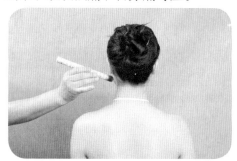

【配伍】

» **风池＋大椎＋肩井＋外关＋后溪＋合谷**

六穴配伍，具有祛风活络、止痛等作用，治颈项强痛。

» **风池＋后溪＋昆仑**

三穴配伍，具有疏风泄热、活络止痛等作用，主要用于治疗后头痛、颈项强痛等病症。

风府穴

散风息风关开窍

风府穴属奇经八脉之督脉。"六淫"之中，以风邪为首，所谓风为百病之长。在人体当中很多地方容易遭受风的袭击，如风府、风池、风门、翳风等等，这些地方基本都是风邪的藏身之所，尤以风府为最，但治疗和风有关的疾病，也是首选此穴。刺激本穴可有效改善项强、颈椎椎管狭窄所引起的脑供血不足、眩晕、头痛等不适。

【定位】

在项部，当后发际正中直上1寸，枕外隆凸直下，两侧斜方肌之间凹陷处。

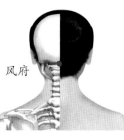

风府

【主治】

癫狂，痫证，癔症，中风不语，悲恐惊悸，半身不遂，眩晕，颈项强痛，咽喉肿痛，目痛，鼻衄。

【功效】

散风息风，通关开窍。

【日常保健】

» 按摩：

按摩时左手扶住前额，右手拇指点按风府穴，其余四指固定住头部，按摩时要稍微用力，能感觉到有股热流窜向前额，每次点按15次，做3次。按摩风府穴可以改善大脑血液循环，可有效缓解头晕、头痛、颈项强痛等病症。

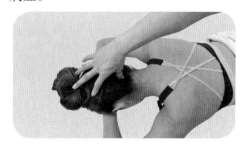

» 刮痧：

用刮痧板角部呈45°角刮拭风府穴1～2分钟，以皮肤有酸胀感为佳。每天刮拭1次，可治疗头痛、颈项强、眩晕等症状。

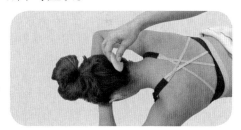

【配伍】

» **风府＋百会＋太阳**

三穴配伍，具有疏风通络止痛的作用，主要用于治疗外感头痛不适、项背强硬等症。

» **风府＋风池＋风门**

三穴配伍，有疏风通络、理气止痛的功效，能有效改善项强、颈椎酸痛、头晕、偏头痛等病症。

翳风穴

聪耳通窍泄内热

翳风居耳后陷者中，属手少阳三焦经，为手少阳三焦经、足少阳胆经的交会穴。具有通利关节、疏调经筋的作用。适当刺激本穴，可活络解痉、缓解颈肩劳损，可以治疗偏头痛、眩晕以及急救休克患者。

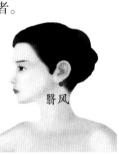

【定位】

在耳垂后方，当乳突与下颌角之间的凹陷处。

【主治】

耳鸣，耳聋，口眼㖞斜，牙关紧闭，颊肿，瘰疬。

【功效】

聪耳通窍，散内泄热。

【日常保健】

» 按摩：

用双手拇指或中指缓缓用力按压穴位，缓缓吐气；持续数秒，再慢慢地放手，如此反复操作，或者手指着力于穴位上，做轻柔缓和地环旋转动。每天坚持按摩，可治疗头痛、耳鸣、

耳聋等症。

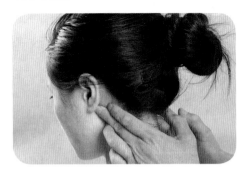

» 刮痧：

用刮痧板角部呈45°角刮拭翳风穴1~2分钟，力度轻柔。每天刮拭1次，可治疗颈项强痛、头痛、头晕、目眩等症状。

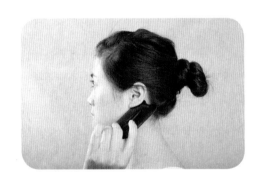

【配伍】

» **翳风 + 颊车 + 合谷**

三穴配伍，具有疏风泄热、通络止痛等作用，主治急性腮腺炎诸症，如头痛、面肿、面颊肿痛。

» **翳风 + 地仓 + 颊车 + 阳白 + 承泣**

五穴配伍，具有活血、祛风、通络的作用，治面神经麻痹、牙痛等病症。

太阳穴

醒脑止痛消疲劳

太阳穴在中医经络学上被称为经外奇穴，《达摩秘方》中将按揉此穴列为"回春法"，刺激太阳穴可促使大脑血液循环加快，防治脑动脉硬化，起到振奋精神、止痛醒脑的作用，能快速有效地缓解因颈椎病引起的脑部疲劳、头昏脑胀等症状。

【定位】

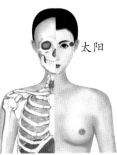

在颞部，当眉梢与目外眦之间，向后约1横指的凹陷处。

【主治】

偏正头痛，目赤肿痛，目眩，目涩，牙痛，三叉神经痛。

【功效】

清肝明目，通络止痛。

【日常保健】

» 按摩：

双手食指或中指螺纹面分别按于两侧太阳穴，顺时针方向按揉2分钟，以局部有酸胀感为佳。如需要较大范围或力量较重的按揉，可以用两手的鱼际部代替食指。经常按揉此穴，可改善由颈椎病引起的视力、头痛、头晕等病症。

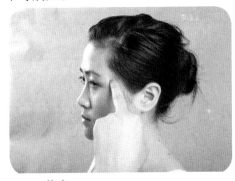

» 艾灸：

用温和灸灸太阳穴，每日灸1次，每次灸3～5分钟，灸至皮肤产生红晕为止。经常艾灸此穴，可治疗由颈椎病引起的头痛、头晕等病症。

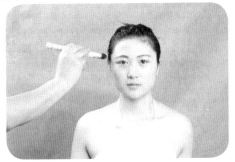

【配伍】

» **太阳 + 通里 + 风池**

三穴配伍，有清肝明目、通经活络的作用，主治由颈椎病引起的头痛、头晕、目眩、眼花等病症。

» **太阳 + 列缺 + 头维**

三穴配伍，有清肝明目、通络止痛之功效，主治由颈椎病引起的头痛、头晕、偏头痛等病症。

列缺穴

通经活络止颈痛

列，分解，裂开；缺，缺口。此穴属于手太阴肺经之络穴，亦是八脉交会穴（通于任脉），有宣肺解表、通经活络、通调任脉、止咳平喘之效，既可治疗外感风邪之头痛项强，又可治疗经气阻滞、气血运行不畅的头痛项强。故中医有"头项寻列缺"之说。

【定位】

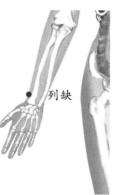

列缺

位于前臂桡侧缘，桡骨茎突上方，腕横纹上1.5寸，当肱桡肌与拇长展肌腱之间。

【主治】

伤风，头痛，项强，咳嗽，气喘，咽喉肿痛，口眼㖞斜，齿痛。

【功效】

宣肺解表，通经活络，通调任脉。

【日常保健】

» 按摩：

用拇指指腹顺时针按摩列缺穴20次，逆时针再按摩20次，两手交替进行。

可有效缓解头痛、项强、咽喉肿痛等病症。

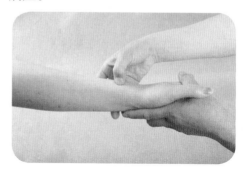

» 艾灸：

艾炷灸3~5壮，艾条灸5~10分钟，因此处皮肤较薄，不宜瘢痕灸。可有效缓解颈部酸痛、头痛、项强等病症。

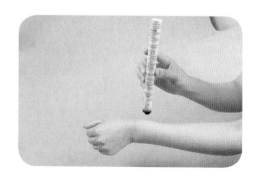

【配伍】

» **列缺＋合谷**

二穴配伍，有清热散风、理气止痛的功效，治伤风头痛、项强。

» **列缺＋下关＋太冲**

三穴配伍，有通经活络、理气止痛的功效，可治疗外感风邪引起的头痛项强等症。

后溪穴

清心安神通经络

后溪属手太阳小肠经，为手太阳小肠经的输穴，五行属木；八脉交会穴之一，通督脉。具有疏调经筋、通阳泻热、调理脑神的作用。可预防驼背，治疗颈椎、腰部、腿部疼痛。现代常用于治疗落枕、急性腰扭伤、耳聋、精神分裂症、角膜炎等病症。

【定位】

在手掌尺侧，微握拳，当小指本节（第5指掌关节）后的远侧掌横纹头赤白肉际。

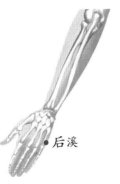

·后溪

【主治】

头项强痛，目赤，耳聋，咽喉肿痛，腰背痛，癫狂痫，疟疾，手指及肘臂挛痛。

【功效】

清心安神，通经活络。

【日常保健】

» 按摩：

用拇指指腹点按后溪穴，力度适中，手法连贯，以此处出现酸麻胀为度。治疗后头痛、颈椎病、落枕和情志病。

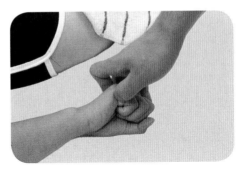

» 艾灸：

艾炷灸或温针灸1～3壮；艾条灸10～15分钟。缓解治疗头项强痛、目赤肿痛等症。

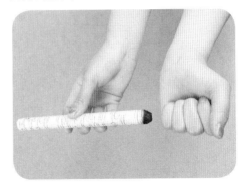

【配伍】

» **后溪＋大椎＋天柱**

三穴配伍，具有通经活络、舒筋止痛等作用，主治头痛、颈项强直、落枕等。

» **后溪＋列缺＋悬钟**

三穴配伍，具有益肾健骨的作用，主要用于治疗头项强痛。

合谷穴

镇静止痛通经络

合谷别名虎口，属手阳明大肠经，为手阳明大肠经的原穴。具有祛风解表、通络止痛、通调气血的作用。为镇痛镇静之要穴，亦为泄热要穴。常刺激此穴，通过经络调节作用能改善颈部、脑部血液循环，延缓大脑衰老。合谷穴还可调节内分泌，平衡免疫系统，改善脾胃功能。

【定位】

在手背，第1、2掌骨间，当第2掌骨桡侧的中点处。

合谷

【主治】

头痛，高血压病，目赤肿痛，鼻衄，齿痛，牙关紧闭，口眼㖞斜，耳聋，痄腮，咽喉肿痛，热病无汗，多汗，腹痛，便秘，经闭，滞产。

【功效】

镇静止痛，通经活络，清热解表。

【日常保健】

» 按摩：

常用拇指指腹垂直按压此穴，每次1～3分钟，每天坚持，不仅有健

脾胃的作用，还对颈项强痛、头痛、失眠、神经衰弱等症都有很好的调理保健功能。

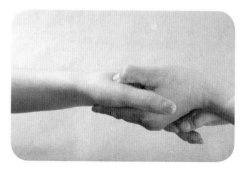

» 艾灸：

艾炷灸或温针灸5～7壮；艾条灸10～15分钟。可有效缓解发热恶寒、头痛、咽喉肿痛、耳鸣耳聋、疔疮等病症。

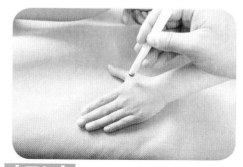

【配伍】

» **合谷 + 太冲**

二穴配伍，具有镇静安神、平肝息风的作用，主治癫狂、头痛、眩晕。

» **合谷 + 头维**

二穴配伍，具有活血通络、理气止痛之功效，主治由颈项强引起的头痛、偏头痛等症。

外关穴

清热解毒又止痛

外关别名阳维，属手少阳三焦经，为手少阳三焦经的络穴，八脉交会穴之一，通阳维脉。具有散风解表、清三焦热、通经活络的作用。穴处上肢，因近治作用，对各种原因所致的上肢疼痛、麻木、运动障碍等有较好的治疗效果。

【定位】

在前臂背侧，当阳池与肘尖的连线上，腕背横纹上2寸，尺骨与桡骨之间。

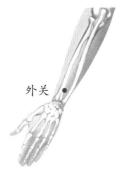

外关

【主治】

热病，头痛，颊痛，耳聋，耳鸣，目赤肿痛，胁痛，肩背痛，肘臂屈伸不利，手指疼痛，手颤。

【功效】

清热解毒，解痉止痛，通经活络。

【日常保健】

» 按摩：

用拇指指尖掐按外关穴100～200次，力度由轻至重再至轻，按摩至局部有酸胀感为宜，手法连贯。每天坚持，

可治疗颈项强痛、上肢疼痛等症。

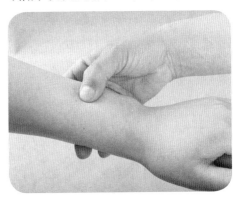

» 艾灸：

艾条温和灸，每日灸1次，每次灸10分钟左右。具有调气镇痛的作用，可治疗颈项强痛、肩周炎等症。

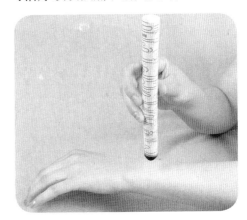

【配伍】

» **外关＋足临泣**

二穴配伍，有补益阳气、祛火通络的作用，治疗耳聋、目痛、颊肿、项强、肩痛。

» **外关＋后溪**

二穴配伍，有舒筋活络的作用，治疗落枕。

曲池穴

舒筋止痛清热毒

曲池别名阳泽、鬼臣、鬼腿，属手阳明大肠经，为手阳明大肠经五输穴的合穴，五行属土。具有疏通经络、清热泻火、凉血透疹的作用。现代多用于配合治疗颈椎肿痛，颈椎病引起的手臂痹痛，上肢不遂，放射性肩肘臂麻木等病症。

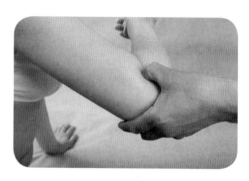

【定位】

位于肘横纹外侧端，屈肘，当尺泽与肱骨外上髁连线中点。

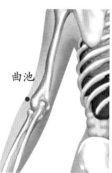

曲池

【主治】

脑血管病后遗症，肺炎，扁桃体炎，咽喉炎，牙痛，睑腺炎，乳腺炎，甲状腺肿大，过敏性疾病等。

【功效】

解表热，清热毒。

【日常保健】

» 按摩：

每天早晚用拇指指腹垂直按压曲池，每次 1 ～ 3 分钟，可改善上肢瘫麻、哮喘等症。

» 艾灸：

宜采用温和灸。施灸时，手执艾条以点燃的一端对准施灸部位，距离皮肤 1.5 ～ 3 厘米处施灸，以感到施灸处温热、舒适为度。每日灸 1 次，每次灸 3 ～ 7 分钟，灸至皮肤产生红晕为止。可有效缓解肩周炎、肘关节炎、流行性感冒等病症。

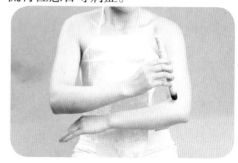

【配伍】

» 曲池 + 合谷 + 外关

三穴配伍，有通经祛火、清热毒的功效，治疗腰颈椎疼痛引起的肌肉疼痛、上肢活动不便等症。

» 曲池 + 肩髃 + 合谷

三穴配伍，有疏通经络、活血止痛的功效，主治由颈椎病引起的手臂痛、肩不能举等症。

大椎穴

清热通阳能散邪

大椎别名百劳、上杼，属督脉，为手太阳小肠经、手阳明大肠经、手少阳三焦经、足太阳膀胱经、足阳明胃经、足少阳胆经、督脉的交会穴。具有解表退热，泻火解毒的作用。经常刺激此穴，能治疗肩背痛、腰肌僵硬、项强、颈椎疼痛等疾病。

【定位】

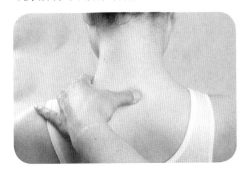

在后正中线上，第 7 颈椎棘突下凹陷中。

【主治】

热病，疟疾，咳嗽，喘逆，骨蒸潮热，项强，肩背痛，腰脊强，角弓反张，小儿惊风，癫狂痫证，五劳虚损，七伤乏力，中暑，霍乱，呕吐，黄疸，风疹。

【功效】

清热解表，截疟止痫。

【日常保健】

» 按摩：

将食指、中指两指并拢，用两指指腹揉按大椎穴 100 ~ 200 次，力度由轻至重再至轻，手法连贯。每天坚持，可防治骨节疼痛等病症。

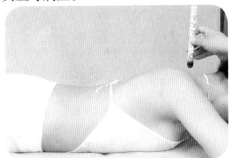

» 艾灸：

宜采用回旋灸。施灸时，被施灸者俯卧，施灸者站或坐于一旁，手执艾条以点燃的一端对准施灸部位，距离皮肤 1.5 ~ 3 厘米，以感到施灸处温热、舒适为度。可治疗肩背痛、呕吐、黄疸等病症。

【配伍】

» **大椎 + 长强**

二穴配伍，具有通调督脉、调节全身阳气的作用，治脊背强痛。

» **大椎 + 合阳 + 肩外俞**

三穴配伍，有祛风散寒的功效，主治肩背痛、腰肌僵硬、项强、颈椎疼痛等疾病。

天柱穴

疏风解表又止痛

天柱穴位于项部斜方肌起始部，天柱骨（颈椎骨）上端，支撑头颅，意示擎天之柱而名。该穴道是治疗头部、颈部、脊椎以及神经类疾病的首选穴之一。经常刺激本穴能够改善颈肩肌肉僵硬、酸痛等病症。

【定位】

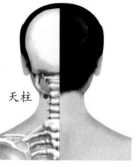

在项部大筋（斜方肌）外缘之后发际凹陷中，约当后发际正中旁开1.3寸。

天柱

【主治】

头痛，项强，鼻塞，癫狂痫，肩背病，热病。

【功效】

疏风解表，利鼻止痛。

【日常保健】

» 按摩：

用拇指指腹按揉天柱穴100～200次，每天坚持，可治疗由颈椎病引起的眩晕、项强、颈部酸胀、头痛等病症。

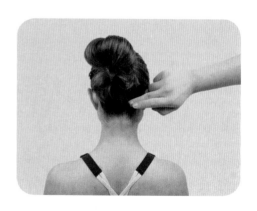

» 艾灸：

艾炷灸或温针灸2～3壮；艾条灸5～10分钟。每天1次，可治疗肩背痛、头痛、鼻塞等疾病。

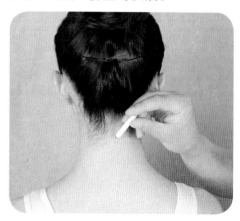

【配伍】

» **天柱 + 列缺 + 后溪**

三穴配伍，具有舒筋通络的作用，主治头痛、项强、高血压病等病症。

» **天柱 + 合谷 + 外关**

三穴配伍，具有疏经活络、调理气血的作用，主治由颈项强痛引起的头晕、头痛等病症。

悬钟穴

行气活血舒筋脉

悬钟别名绝骨、髓孔，属足少阳胆经，为八会穴之髓会。具有泄胆火、清髓热、祛风湿、通经络的作用。对落枕、颈项强痛等病症有较好的疗效。

【定位】

位于小腿外侧，当外踝尖上 3 寸，腓骨前缘。

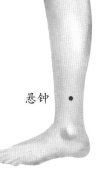

悬钟

【主治】

坐骨神经痛，脑血管病，高脂血症，高血压，颈椎病，小儿舞蹈病等。

【功效】

泄胆火，清髓热，舒筋脉。

【日常保健】

» 按摩：

用手指指腹或指节向下按压，并作圈状按摩。也可以弯曲手指，以指关节轻轻敲打。施力时方向应略偏向腓骨的后方。长期坚持，可有治疗头痛、头晕、腰痛、坐骨神经痛等病症。

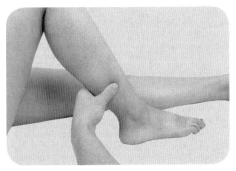

» 艾灸：

宜采用温和灸，每日灸 1 次，每次灸 10 ~ 15 分钟，灸至皮肤产生红晕为止。可有效缓解坐骨神经痛、颈椎病、脑血管病、高脂血症、高血压等病症。

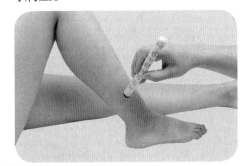

【配伍】

» **悬钟 + 丘墟 + 三阴交**

三穴配伍，有疏通经络、行气活血的功效，对落枕、颈项强痛等病症有较好的疗效。

» **悬钟 + 昆仑 + 申脉**

三穴配伍，有理气活血、舒筋通络之功效，可治疗颈椎病、颈项强痛、头痛等病症。

第三节　治疗肩部疾病的特效穴

肩贞穴

●━━━➤ 通络散结利关节

肩贞穴属手太阳小肠经，具有祛风清热，活络消肿的功效。长期按摩此穴，可以改善双肩血脉运行不畅、肌肉僵硬、肩膀疼痛，对肩周炎也有不错的疗效。尤其当手臂疼痛到无法举高时，对肩贞穴稍微按压，患者即可感到疼痛感立即减轻。

【定位】

在肩胛区，肩关节后下方，腋后纹头直上1寸。

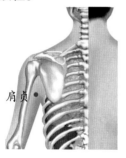

肩贞

【主治】

肩胛疼痛，手臂不举，上肢麻木，耳鸣，齿疼，瘰疬，肩关节周围炎。

【功效】

舒筋利节，通络散结。

【日常保健】

》按摩：

用拇指指腹按揉肩贞穴穴位，注意按压时力度要适中，每次按摩5分钟，每天按摩2次。长期坚持，可改善肩周炎、肩部酸痛、肩肘关节屈伸不利。

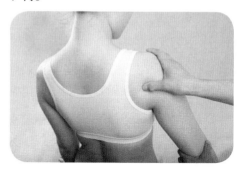

》艾灸：

采用艾条温和灸法，每日灸1～2次，每次10～15分钟。可预治肩酸痛、手臂不举、上肢麻木等肩部疾病。

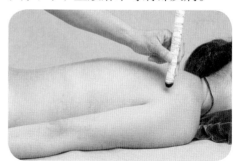

【配伍】

》**肩贞 + 肩髎**

二穴配伍，有消肿止痛、通经活络的功效，主治肩臂疼痛、肩周炎、手臂不能举等症。

》**肩贞 + 耳尖 + 肩中俞**

三穴配伍，有通经活络、祛风散寒等功效，主治肩周炎、上肢麻木、肩胛疼痛等病症。

肩井穴

祛风清热止疼痛

肩，穴在肩部；井，地部孔隙。肩井穴名意指胆经的地部水液由此流入地之地部，是足少阳胆经的常用腧穴之一，具有祛风清热，活络消肿的功效。对于头项强痛、肩背痛、神经衰弱等病症都有良好疗效。

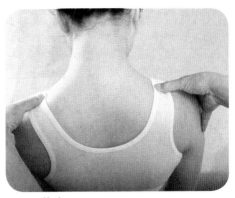

» 艾灸：

采用艾条温和灸法，每日灸 1 ~ 2 次，每次 10 ~ 15 分钟。可预治肩酸痛、头酸痛、肩部僵硬、落枕等肩部疾病。

【定位】

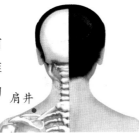

在肩上，前直乳中，当大椎与肩峰端连线的中点上。

肩井

【主治】

肩背痹痛，手臂不举，颈项强痛，乳痛，中风，瘰疬，难产，诸虚百损。

【功效】

祛风清热，活络消肿。

【日常保健】

» 按摩：

用拇指指腹按揉肩井穴，3 ~ 5 分钟，力度由轻至重再至轻，按摩至局部有酸胀感为宜，手法连贯。长期坚持，可改善头痛、肩部酸痛、肩肘关节屈伸不利。

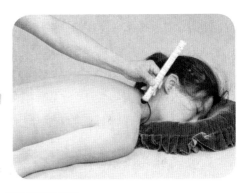

【配伍】

» **肩井 + 风门 + 支沟**

三穴配伍，具有消肿止痛、通经活络的功效，主治肩背疼痛、肋间神经痛等病症。

» **肩井 + 大椎 + 百会**

三穴配伍，具有清热散邪、通络止痛等作用，主要治疗外感风邪导致的疼痛。

肩髃穴

疏经活络利关节

肩髃穴为手阳明大肠经重要穴位之一，是手阳明大肠经与阳跷脉相交之会，故疏经活络、通利关节的作用甚强，为治疗肩部疼痛及上肢痛、麻、凉、瘫诸疾要穴。刺激此穴位，能使经脉得通，关节得利，可缓解肩肘关节疼痛。

【定位】

在臂外侧，三角肌上，臂外展，或向前平伸时，当肩峰前下方向凹陷处。

肩髃

【主治】

肩臂痛，半身不遂，手臂挛痛不能上举，手背红肿，四肢热，瘿气，乳痈等。

【功效】

通经活络，疏散风热。

【日常保健】

» 按摩：

按揉肩髃能改善动脉的弹性，增加肢体的血液循环，使血管流量增加、血管周围阻力减小，平时多用手掌大

鱼际处搓肩髃或者用拇指指腹点揉肩髃，可预防关节炎。

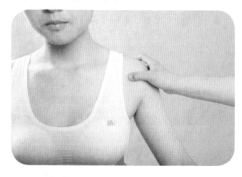

» 艾灸：

宜采用温和灸。施灸时，手执艾条以点燃的一端对准肩髃穴，距离皮肤 1.5 ～ 3 厘米，以感到施灸处温热、舒适为度。每日灸 1 ～ 2 次，每次灸 10 ～ 15 分钟。具有通经活络、疏散风热的功效。

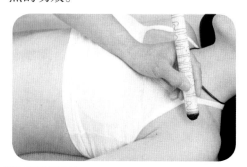

【配伍】

» **肩髃 + 养老**

二穴配伍，有舒筋活络的作用，治肩背、肘疼痛。

» **肩髃 + 肩髎 + 肩贞 + 臑俞**

四穴配伍，有舒筋活络、理气止痛的作用，主治肩周炎、上肢活动不遂、上肢怕冷等症状。

肩髎穴

祛湿通络兼止痛

肩髎穴属手少阳三焦经。肩膀有重压感而使手臂抬不起或肘痛等症状时，刺激肩髎可得到缓解。治疗时，除了指压本穴外，同时刺激臂臑，更可发挥治疗效果。

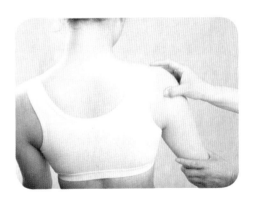

» 艾灸：

艾炷灸或温针灸3～7壮，艾条灸5～15分钟。具有通经活络、祛风湿的功效。治肩臂痛、上肢麻痹或瘫痪及肩关节周围炎等。

【定位】

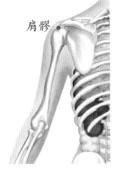

肩髎

在肩部，肩髃后方，肩峰角与肱骨大结节两骨间凹陷中。

【主治】

荨麻疹，肩关节周围炎，脑血管后遗症，胸膜炎，肋间神经痛等。

【功效】

祛风湿，通经络。

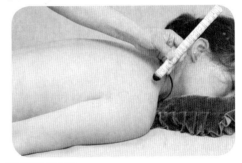

【配伍】

» 肩髎＋肩井＋天宗

三穴配伍，有祛湿通络的作用，主治肩臂痛、肩肘麻木、肩重不能举、肩周炎等病症。

【日常保健】

» 按摩：

用拇指指腹按顺时针方向按揉肩髎穴约2分钟，然后按逆时针方向按揉约2分钟，以局部出现酸、麻、胀感觉为佳。具有祛风湿、通经络的作用，能明显缓解臂痛不能举、肩关节周围炎、胁肋疼痛等症状。

» 肩髎＋外关＋章门

三穴配伍，有通经活络的作用，主治肋间神经痛、肩部疼痛、肩不能举、上肢痹痛等症状。

臑俞穴

祛湿通络兼止痛

臑俞穴属手太阳小肠经，为手、足太阳，阳维脉与阳跷脉交会穴。它既有手臂下部各穴上行的阳气，又有阳维脉、阳跷脉传来的阳气，经常刺激此穴，可以治疗肩部疾病。

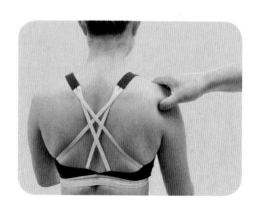

【定位】

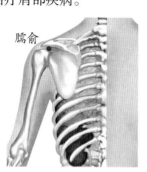

臑俞

位于肩部，腋后纹头直上，肩胛冈下缘凹陷中。

【主治】

肩臂疼痛，肩不举，瘰疬。

【功效】

消肿止痛，舒经活络。

【日常保健】

» 按摩：

用拇指指腹按顺时针方向按揉臑俞穴约2分钟，然后按逆时针方向按揉约2分钟，以局部出现酸、麻、胀感觉为佳。能明显缓解臂痛不能举、肩关节周围炎、肩背疼痛等症状。

» 艾灸：

艾炷灸或温针灸3～7壮，艾条灸5～15分钟。治肩臂痛、上肢麻痹或瘫痪及肩关节周围炎等症状。

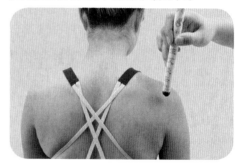

【配伍】

» 臑俞 + 肺俞

二穴配伍，有疏经活络的作用，主治肩部疼痛、肩周炎、颈项强痛等症。

» 臑俞 + 臂臑

二穴配伍，有通经活络、消肿止痛的作用，主治肩臂酸痛、肩不能举、肩臂肘痛等症。

肩外俞穴

祛风止痛通经络

肩外俞穴是手太阳小肠经常用腧穴之一，有疏经活络之功效，长期刺激此穴，能使肌肉放松，同时对缓解肩不能举、上肢麻木、肩部疼痛等效果较好。

【定位】

在背部，当第一胸椎棘突下，旁开3寸处。

肩外俞

【主治】

肩背疼痛、颈项强急等肩背、颈项痹症。

【功效】

舒筋活络，祛风止痛。

【日常保健】

» 按摩：

用拇指指腹按顺时针方向按揉肩外俞穴约2分钟，然后按逆时针方向按揉约2分钟，以局部出现酸、麻、胀感觉为佳。能明显缓解臂痛不能举、肩关节周围炎、肩背疼痛等症状。

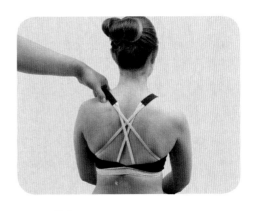

» 艾灸：

艾炷灸或温针灸3～7壮，艾条灸5～15分钟。治肩臂痛、上肢麻痹或瘫痪及肩关节周围炎等症状。

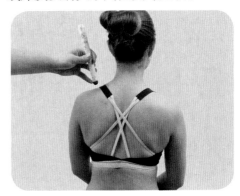

【配伍】

» **肩外俞 + 大椎 + 后溪**

三穴配伍，有祛风活络、止痛消肿的作用，主治颈项强痛、颈胸椎病、肩背酸痛。

» **肩外俞 + 肩中俞**

二穴配伍，有消肿止痛、散寒祛湿的作用，可治疗肩背疼痛、肩不能举等病症。

极泉穴

宽胸理气通经络

极泉属手少阴心经，具有宽胸理气、通经活络的作用。主治上肢病症，以治疗上肢筋病为主。如果因为受风、轻度肩周炎等原因出现肩膀疼痛，可以通过按揉腋窝附近的极泉穴进行缓解。此外，长期用电脑或久坐后，肩部感到疲乏时，都可以按揉一下进行缓解。

【定位】

位于腋窝顶点，腋动脉搏动处。

【主治】

心痛，咽干烦渴，胁肋疼痛，瘰疬，肩臂疼痛，臂肩不举，肘臂挛痛，四肢不收，肩周炎。

【功效】

宽胸理气，通经活络。

【日常保健】

» 按摩：

腋窝暴露，另一手食指、中指并拢，伸入腋窝内，用力弹拨位于腋窝顶点的极泉穴，有明显的酸麻感，并向肩部、上肢放散。能明显缓解心痛、肩臂疼痛、臂肩不举、肘臂挛痛、肩关节周围炎等症。

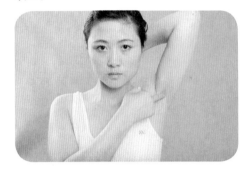

» 艾灸：

艾炷灸或温针灸 3 ~ 5 壮，艾条灸 5 ~ 10 分钟。治心痛、冠心病、心包炎、肋间神经痛、肩关节周围炎等症。

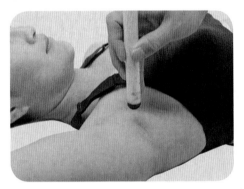

【配伍】

» **极泉穴 + 侠白**

二穴配伍，有通经活络的作用，主治肘臂冷痛。

» **极泉 + 肩髃 + 曲池**

三穴配伍，有活血通络、安神止痛的作用，可治上肢冷痛、肩膀痛等症。

尺泽穴

——清热泻火又解毒

尺泽别名鬼受、鬼堂，属手太阴肺经，为手太阴肺经脉气所入之合穴，五行属水。具有清热泻火、凉血解毒的作用。主筋病、肺火证及血分证，以治疗上肢病症、外感病症为主。常配肩髃、列缺、三间治疗肩肘臂疼痛、上肢瘫痪等病症。

【定位】

位于肘横纹中，肱二头肌腱桡侧凹陷处。

【主治】

咳嗽，气喘，咯血，潮热，胸部胀满，咽喉肿痛，小儿惊风，吐泻，肘臂挛痛。

【功效】

清热泻火，凉血解毒。

【日常保健】

》 按摩：

用手按摩尺泽穴可有效泄除肺热。微屈肘，用一手拇指放在尺泽穴上，其余四指放在合适的部位，相对揉捏36次。然后用同样的手法再揉捏对侧的尺泽穴36次，有放射性酸胀感则效果好。

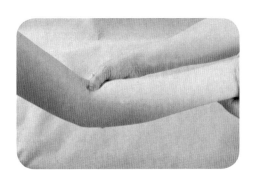

》 艾灸：

宜采用温和灸。施灸时，手执艾条以点燃的一端对准尺泽穴，距离皮肤1.5 ~ 3厘米处施灸，以感到施灸处温热、舒适为度。每日灸1次，每次灸3 ~ 7分钟，灸至皮肤产生红晕为止。可有效缓解肘臂挛痛、咳嗽、咯血等症。

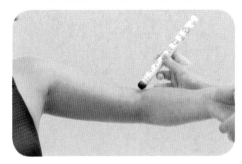

【配伍】

》 尺泽 + 合谷

二穴配伍，有行气活络、祛瘀止痛的作用，对治肘臂挛痛、肘关节屈伸不利有效。

》 尺泽 + 肩髃 + 天宗

三穴配伍，有通络止痛、活血止血的作用，主治肩周炎、肩胛痛、肘臂挛痛等症。

外关穴

清热活血又止痛

外关别名阳维，属手少阳三焦经，为手少阳三焦经的络穴，八脉交会穴之一，通阳维脉。经常刺激本穴，有活血通络、清热止痛的作用，对脑卒中后肩手综合征有良好的治疗效果。

【定位】

在前臂背侧，当阳池与肘尖的连线上，腕背横纹上 2 寸，尺骨与桡骨之间。

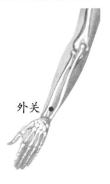

外关

【主治】

热病，头痛，颊痛，耳聋，耳鸣，目赤肿痛，胁痛，肩背痛，肘臂屈伸不利，手指疼痛，手颤。

【功效】

清热解毒，解痉止痛，通经活络。

【日常保健】

» 按摩：

用拇指指尖掐按外关穴 100 ~ 200 次，力度由轻至重再至轻，按摩至局部有酸胀感为宜，手法连贯。每天坚持，可治肩背痛、上肢关节屈伸不利等症。

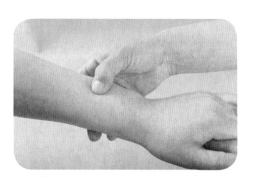

» 艾灸：

宜采用温和灸。施灸时，手执艾条以点燃的一端对准外关穴，距离皮肤 1.5 ~ 3 厘米处施灸，以感到施灸处温热、舒适为度。每日灸 1 ~ 2 次，每次灸 10 ~ 15 分钟。具有调气镇痛的作用，可治肩背痛、上肢关节疼痛。

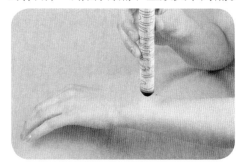

【配伍】

» 外关 + 足临泣

二穴配伍，具有补益阳气、祛火通络的作用，治疗耳聋、目痛、颊肿、项强、肩痛。

» 外关 + 四渎 + 曲池

三穴配伍，有疏通经络、消肿止痛的作用，主治前臂痛、肩不能举、上肢麻木等症状。

少海穴

理气止痛通经络

少海穴属手少阴心经，为心经合穴。本穴治病，极为复杂，牵及多经之病。经常刺激本穴，对于运动系统疾病，如：落枕、肩部疼痛、前臂麻木及肘关节周围软组织疾患、肘臂挛痛、下肢痿痹等病症均有较好的疗效。

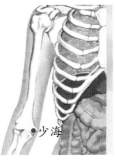

【定位】

在肘前区，横平肘横纹，肱骨内上髁前缘。

【主治】

心痛，癔症，肘臂挛痛，臂麻手颤，头颈痛，腋肋痛，瘰疬。

【功效】

理气通络，益心安神，降浊升清。

【日常保健】

» 按摩：

用拇指指尖掐按少海穴 100 ~ 200 次，力度由轻至重再至轻，按摩至局部有酸胀感为宜，手法连贯。每天坚持，可治前臂麻木及肘关节周围软组织疾患。

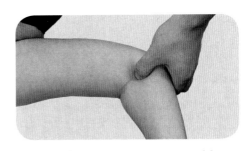

» 艾灸：

宜采用温和灸。施灸时，手执艾条以点燃的一端对准少海穴，距离皮肤 1.5 ~ 3 厘米处施灸，以感到施灸处温热、舒适为度。每日灸 1 ~ 2 次，每次灸 10 ~ 15 分钟。可治肩部疼痛、肘臂挛痛、下肢痿痹等病症。

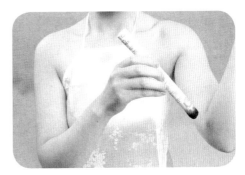

【配伍】

» **少海 + 曲池**

二穴配伍，有消肿止痛的作用，可以治疗肩部疼痛、前臂麻木等病症。

» **少海 + 极泉**

二穴配伍，有理气安神、通经活络的作用，可治疗腋痛、肩部疼痛、前臂麻木等症。

第四节　治疗腰部疾病的特效穴

命门穴

⟩ 培元固本强腰膝

命门穴属奇经八脉之督脉，古称命门为"水火之府，为阴阳之宅，为精气之海，为死生之窦"，又言"命门中乎两肾"，故命门穴能温补元阳、补肾培元而强腰膝、补筋骨，缓解下肢痿弱、脚软无力、腰膝疼痛。

【定位】

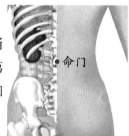

在腰部，当后正中线上，第2腰椎棘突下凹陷中。

【主治】

虚损腰痛，脊强反折，遗尿，尿频，泄泻，遗精，白浊，阳痿，早泄，赤白带下，胎屡坠，五劳七伤，头晕耳鸣，癫痫，惊恐，手足逆冷。

【功效】

培元固本，强健腰膝。

【日常保健】

⟩ 按摩：

用拇指揉按命门穴100～200次，力度先由轻至重，再由重至轻，手法连贯，以局部有酸、麻、胀感为宜。

长期坚持，可治疗腰肌劳损、腰骶疼痛、下肢痿痹、尿频等病症。

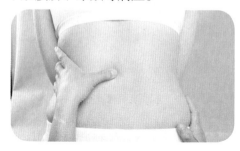

⟩ 艾灸：

施灸时，被施灸者俯卧，施灸者站或坐于一旁，手执艾条以点燃的一端对准施灸部位，距离皮肤1.5～3厘米，以感到施灸处温热、舒适为度。每日灸1次，每次灸10～20分钟。可治疗腰酸背痛、腰骶疼痛、白浊、阳痿、早泄等病症。

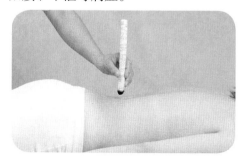

【配伍】

⟩ **命门＋肾俞＋太溪**

三穴配伍，有补肾壮阳、温肾通经的作用，治遗精、早泄、腰脊酸楚、足膝无力、遗尿、癃闭、水肿、头昏耳鸣等肾阳亏虚之症。

志室穴

补肾壮腰益精髓

志室穴别名精宫，属足太阳膀胱经，是保养肾脏的重要穴位，不但能治疗多种慢性肾脏疾病而使人延年益寿，对于腰腿运动系统疾患也有不错的防治作用。经常刺激志室穴，对于上腰痛及肾虚腰痛具有很好的疗效。

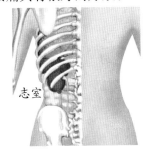

志室

【定位】

位于腰部，当第2腰椎棘突下，旁开3寸。

【主治】

腰脊强痛，遗精，阳痿，膀胱炎，尿道炎，性功能障碍，肾炎。

【功效】

补肾壮腰，益精填髓。

【日常保健】

» 按摩：

用拇指指腹按揉志室穴100～200次，按揉时只要局部有酸胀感即可。长期坚持，可治疗肾虚所引起的腰痛、腰膝酸软等症。

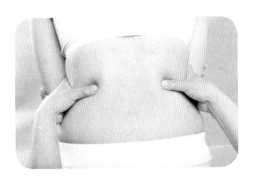

» 艾灸：

艾炷灸或温针灸5～7壮；艾条灸10～15分钟。有益气壮阳，益肾固精的功效，可治疗腰背痛、腰肌劳损、遗精、阳痿等症。

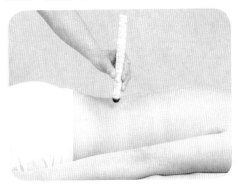

【配伍】

» 志室＋命门＋委中

三穴配伍，有补肾气、强腰膝的作用，主治腰膝疼痛、腰肌劳损、急性腰扭伤等症。

» 志室＋太溪＋肾俞

三穴配伍，有补肾强腰、通经活络的作用，主治由肾虚引起的腰膝酸软、腰背疼痛等症。

腰眼穴

强腰健肾畅气血

腰眼穴别名鬼眼，属经外奇穴，有强腰健肾、畅达气血的作用，现代常用于治疗腰腹部及下肢疾患。夏季常搓腰眼，还能防治湿气引起的腰痛，可使局部皮肤里丰富的毛细血管网扩张，可促进血液循环，提高腰肌耐力。

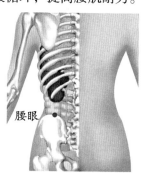

【定位】

位于腰部，在第四腰椎棘突下，旁开约3.5寸凹陷中。

腰眼

【主治】

腰肌纤维炎，腰肌劳损，子宫内膜炎。

【功效】

强腰健肾。

【日常保健】

» 按摩：

用双手拇指指腹按揉腰眼穴100～200次，有酸胀感为宜。不仅可以疏通带脉和强壮腰脊，还能起到固精益肾和延年益寿的作用。

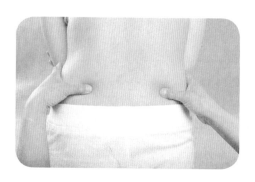

» 艾灸：

艾炷灸或温针灸5～7壮；艾条灸5～10分钟。每天1次，可以治腰肌纤维炎、腰肌劳损等病症。

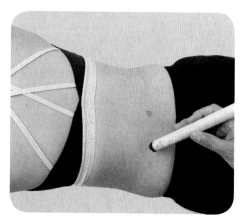

【配伍】

» 腰眼＋中枢＋命门＋阳陵泉＋后溪

五穴配伍，有疏通经络、补肾强腰的作用，主治腰膝酸软、腰背冷痛、坐骨神经痛、腰背疼痛等症。

» 腰眼＋命门＋阳陵泉＋后溪

四穴配伍，有补益肾气的作用，主治肾气不足引起的腰脊冷痛。

肾俞穴

益肾助阳强腰膝

肾俞别名少阴俞、肾念、高盖，属足太阳膀胱经，为肾的背俞穴。具有补益肾精、强壮腰膝、聪养耳窍的作用。刺激肾俞穴可以调补肾气，能促进肾脏的血流量，改善肾脏的血液循环，达到强身护腰的目的。

【定位】

位于腰部，当第 2 腰椎棘突下，旁开 1.5 寸。

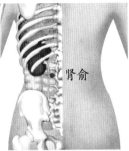

肾俞

【主治】

遗尿，遗精，阳痿，月经不调，白带，水肿，耳鸣，耳聋，腰痛。

【功效】

益肾助阳，强腰利水。

【日常保健】

» 按摩：

用拇指按揉肾俞穴 100 ~ 200 次，力度适中，手法连贯，按至局部有酸胀感为宜。每天坚持，能够治疗阳痿、遗精、腰膝酸软等症。

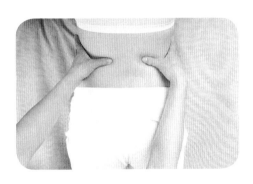

» 艾灸：

手执艾条以点燃的一端对准施灸部位，距离皮肤 1.5 ~ 3 厘米，左右方向平行往复或反复旋转施灸，以感到施灸处温热、舒适为度，灸至皮肤产生红晕为止。具有滋阴补肾的功能，可改善腰膝酸软、水肿等症。

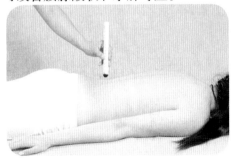

【配伍】

» **肾俞 + 殷门 + 委中**

三穴配伍，有行气血、通经络的作用，主治腰膝酸痛。

» **肾俞 + 腰痛点**

二穴配伍，有强腰健膝、益精填髓的作用，主治腰肌劳损、腰扭伤等病症。

腰阳关穴

除湿降浊健腰膝

腰阳关穴属奇经八脉之督脉，位于腰部，是督脉上元阴、元阳的相交点，是阳气通行的关隘。很多人到了冬天经常感到腰背发凉，很重要的原因就是这里的经络不通，阳气无法上行。只要打通了腰阳关穴，使阳气顺行而上，所有的问题自然就能迎刃而解。

【定位】

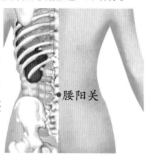

位于腰部，当后正中线上，第4腰椎棘突下凹陷中。

腰阳关

【主治】

腰骶疼痛，下肢痿痹，月经不调，赤白带下，遗精，阳痿，便血。

【功效】

祛寒除湿，舒筋活络。

【日常保健】

» 按摩：

用拇指指腹揉按腰阳关穴2～3分钟，力度适中。每天坚持按摩，可治疗坐骨神经痛、腰腿痛等病症。

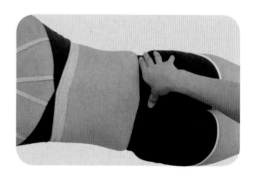

» 刮痧：

以面刮法腰阳关穴，力度微重，以出痧为度。经常刮拭，可驱散寒邪。治疗腰背发冷、腰酸、腰痛等病症。

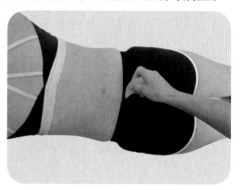

【配伍】

» **腰阳关 + 腰夹脊 + 秩边 + 承山 + 飞扬。**

五穴配伍，有温经通络、补肾强腰的作用，主治坐骨神经痛、急性腰扭伤等症。

» **腰阳关 + 肾俞 + 委中**

三穴配伍，有除湿降浊、强健腰膝的作用，主治坐骨神经痛、腰背冷痛、腰腿痛等症。

八髎穴

补肾壮阳调气血

八髎即经穴上髎、次髎、中髎、下髎之合称，该穴乃支配盆腔内脏器官的神经血管汇聚之处，是调节人一身气血的总开关。很多缺乏锻炼的年轻人、久坐的老年人，会导致肌肉无力、血液循环不畅，容易腰酸背痛。通过调理八髎穴，可有效减轻不适症状。

【定位】

位于腰骶骨上的四对骶后孔，上髎、次髎、中髎、下髎之合称，左右共八穴。

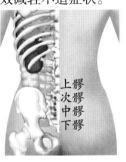

上髎
次髎
中髎
下髎

【主治】

腰脊痛，腰骶痛，下肢痿痹，遗精，阳痿，阴挺，大小便不利，月经不调，痛经，带下。

【功效】

调经止痛，补肾壮阳。

【日常保健】

» 按摩：

用手掌推擦八髎穴 100 ~ 200 次，力度由轻至重，以局部有酸、麻、胀感为宜。长期坚持，可治疗腰脊痛、腰骶痛等症。

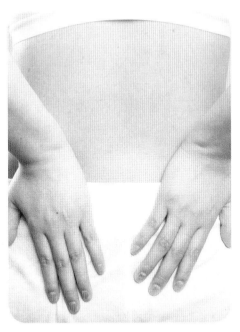

» 艾灸：

手执艾条以点燃的一端对准施灸部位，距离皮肤 1.5 ~ 3 厘米，以感到施灸处温热、舒适为度。每日灸 1 次，每次灸 10 ~ 20 分钟。可治疗腰痛、下肢痿痹、阴挺、大小便不利等症。

【配伍】

» 八髎 + 殷门 + 承山

三穴配伍，有舒筋活络、消肿止痛的作用，主治腰痛、下肢瘫痪、腰膝无力等病症。

» 八髎 + 风市 + 昆仑

三穴配伍，有祛风除湿、通络止痛的作用，主治腰腿痛、腰肌劳损、急性腰扭伤等症。

委中穴

通经活络强腰膝

委中穴是足太阳膀胱经上的重要穴位之一，为膀胱经之合穴。古有"腰背委中求"之语，刺激该穴可以治腰背疼痛，对一些下肢疾病也有缓解、治疗的作用。

【定位】

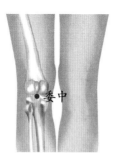

在腘横纹中点，当股二头肌腱与半腱肌肌腱的中间。

【主治】

腰痛，下肢痿痹，腹痛，吐泻，小便不利，遗尿，丹毒。

【功效】

舒筋通络，散瘀活血，清热解毒。

【日常保健】

» 按摩：

用拇指按揉委中穴200次，力度适中，手法连贯，以有胀痛感为宜。每天坚持，能够治疗腰背痛、头痛、恶风寒等疾病。

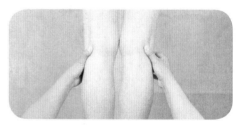

» 艾灸：

宜采用温和灸。被施灸者俯卧或侧卧，施灸者站或坐于一旁，手执艾条以点燃的一端对准施灸部位，距离皮肤1～3厘米施灸。每次灸10～20分钟，灸至皮肤产生红晕为止。具有通经活络、止痛的作用，能够治疗腰痛、下肢痿痹、腹痛等疾病。

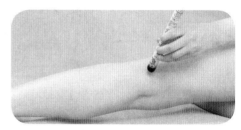

【配伍】

» **委中＋肾俞＋腰阳关**

三穴配伍，具有强腰舒筋、活络止痛的作用，可用于治疗腰椎间盘突出、腰腿疼痛、肩膀麻木等病症。

» **委中＋阳陵泉＋悬钟**

三穴配伍，有散瘀活血、清热解毒的作用，主治腰肌劳损、肾虚腰痛、下肢痛等病症。

昆仑穴

理气通络强腰膝

昆仑别名下昆仑，属足太阳膀胱经，为足太阳膀胱经五输穴的经穴。具有通阳解表、理气通络的作用。足跟是人体负重的主要部分，足跟发生病变，就会产生疼痛不适，经常刺激昆仑穴，能够强腰膝，增强下肢肌肉力量，以缓解足跟痛的症状。

【定位】

在足部外踝后方，当外踝尖与跟腱之间的凹陷处。

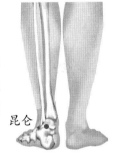

昆仑

【主治】

头痛，腰痛，高血压，眼疾，怕冷症，腹气上逆，肠结石，下痢等。

【功效】

安神清热，舒筋活络。

【日常保健】

» 按摩：

用拇指指腹按揉昆仑穴 100 ~ 200 次，力度适中，手法连贯，按揉至局部有胀痛感为宜。每天坚持，能缓解头痛、颈项强痛、腰痛、足跟痛等症状。

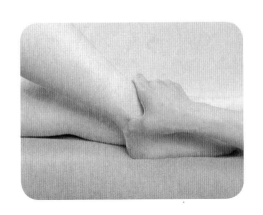

» 刮痧：

以平面按揉法按揉昆仑穴 3 ~ 5 分钟，隔天 1 次，可有效缓解头痛、腰痛、高血压等病症。

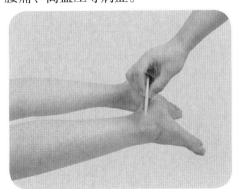

【配伍】

» 昆仑 + 风市 + 阳陵泉

三穴配伍，有舒筋、活血、通络的作用，主治腰腿酸软、腰部疼痛、下肢痿痹等症。

» 昆仑 + 殷门 + 束骨

三穴配伍，有舒筋活络、强健腰膝的作用，主治腰痛、颈项强痛、头痛等病症。

环跳穴

祛风化湿利腰腿

环跳穴别名枢中、髀枢，属足少阳胆经。穴在臀部，近髋关节，主下肢动作，是治疗腰腿疾病的重要穴位。关节炎多以腰腿症状为主，多为感受风寒湿邪所致，经常刺激环跳穴，可祛风化湿、强健腰膝，为广大患者减轻痛苦。

【定位】

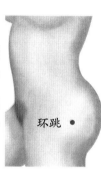

位于股外侧部，侧卧屈股，当股骨大转子最凸点与骶管裂孔连线的外三分之一与中三分之一交点处。

环跳

【主治】

腰胯疼痛，半身不遂，下肢痿痹，遍身风疹，挫闪腰疼，膝踝肿痛不能转侧。

【功效】

祛风湿，利腰腿。

【日常保健】

» 按摩：

用拇指点按环跳穴 100 ~ 200 次，力度由轻至重再至轻，手法连贯。长

期坚持，可治疗坐骨神经痛、下肢麻痹、半身不遂、腰腿痛等症。

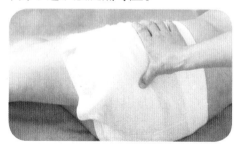

» 艾灸：

回旋灸。被施灸者俯卧，施灸者站或坐于一旁，手执艾条以点燃的一端对准施灸部位，距离皮肤 1 ~ 3 厘米，左右方向平行往复或反复旋转施灸。每日灸 1 次，每次灸 5 ~ 10 分钟，灸至皮肤产生红晕为止。具有祛风化湿的功效。主治腰脊痛、腰胯疼痛、挫闪腰疼等症。

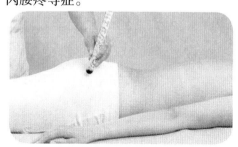

【配伍】

» **殷门 + 阳陵泉穴 + 委中穴 + 昆仑穴**

四穴配伍，有疏通经络、活血止痛的作用，主治坐骨神经痛。

» **居髎 + 委中 + 悬钟**

三穴配伍，有祛风、除湿、散寒的作用，主治风寒湿痹症。

第五节 治疗腿部疾病的特效穴

风市穴

祛湿通络止痹痛

风市别名垂手，属足少阳胆经。具有祛风湿、通经络、止痹痛的作用。常主治下肢风痹、中风、半身不遂、麻木不仁等病，为治疗风邪的要穴。

【定位】

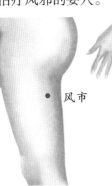

在大腿外侧部的中线上，当腘横纹上7寸。或直立垂手时，中指尖处。

风市

【主治】

中风半身不遂，下肢痿痹、麻木，遍身瘙痒，脚气。

【功效】

祛风湿，通经络，止痹痛。

【日常保健】

» 按摩：

用拇指或中指指尖按揉风市穴2~3分钟，力度由轻至重再至轻，按摩至局部有酸胀感为宜，手法连贯。长期坚持，可改善下肢痿痹、腰腿疼痛等症状。

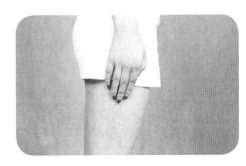

» 刮痧：

用面刮法从上向下刮拭下肢外侧风市穴，以微微出痧为度。长期坚持，可治疗半身不遂、麻木不仁等病症。

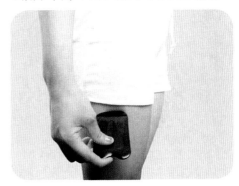

【配伍】

» **风市＋环跳＋阳陵泉＋足三里＋悬钟**

五穴配伍，具有祛风湿、通经络的作用，治下肢痿痹。

» **风市＋三阴交＋曲池**

三穴配伍，具有清利湿热、祛风止痛的作用，能缓解关节炎骨节痹痛。

承山穴

舒筋活络治痛痹

承山穴别名鱼腹、肉柱、伤山，属足太阳膀胱经，所在的位置相当于筋、骨、肉的一个交点，是最直接的受力点，意味承身体之重。经常刺激承山穴能缓解腰背疼痛、小腿痉挛等不适，而且对痔疮、便秘等肛门部疾患也有治疗功效。

【定位】

在小腿后面正中，委中与昆仑之间，当伸直小腿或足跟上提时腓肠肌肌腹下出现尖角凹陷处。

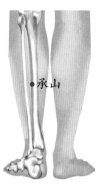

●承山

【主治】

腰肌劳损，腓肠肌痉挛，下肢瘫痪，痔疮，脱肛，坐骨神经痛，小儿惊风，痛经。

【功效】

理气止痛，舒筋活络，消痔。

【日常保健】

» 按摩：

用拇指按揉或弹拨承山穴100～200次，力度适中，由轻至重再至轻，手法连贯。可舒筋活络、壮筋补虚，对缓解腰背疼痛、腿疼转筋、小腿痉挛等效果良好。

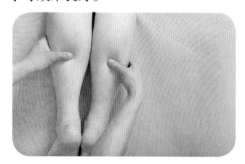

» 艾灸：

施灸时，被施灸者侧卧，施灸者站或坐于一旁，手执艾条以点燃的一端对准施灸部位，距离皮肤1.5～3厘米施灸，以感到施灸处温热、舒适为度。每日灸1～2次，每次灸30分钟左右，灸至皮肤产生红晕为止。具有缓解疲劳、祛除湿气的功效。

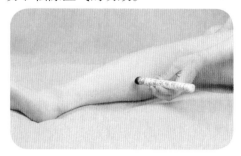

【配伍】

» 承山＋环跳＋阳陵泉

三穴配伍，有温经通络、止痛消肿的作用，主治下肢痿痹、腰背痛、腰腿痛等病症。

足三里穴

预防并缓解关节疼痛

足三里别名鬼邪、下三里、三里，为足阳明胃经之合穴，是一个强壮身心的大穴。传统中医认为，经常刺激足三里穴，有疏风活络、强筋健骨的功效，能有效改善腰腿疾患。

【定位】

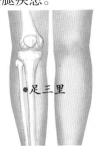

·足三里

在小腿前外侧，当犊鼻下 3 寸，距胫骨前缘一横指（中指）。

【主治】

急慢性胃肠炎，十二指肠溃疡，胃下垂，痢疾，阑尾炎，肠梗阻，肝炎，高血压，高脂血症，冠心病，心绞痛，风湿热，支气管炎，支气管哮喘，肾炎，肾绞痛，膀胱炎，阳痿，遗精，功能性子宫出血，盆腔炎，休克，失眠等。

【功效】

调理脾胃，补中益气，通经活络，疏风化湿，扶正祛邪。

【日常保健】

» 按摩：

每天用大拇指或中指按压足三里穴 1 次，每次每穴按压 5 ~ 10 分钟，每分钟按压 15 ~ 20 次，注意每次按压要使足三里穴有针刺一样的酸胀、发热的感觉。长期坚持，可改善下肢痿痹、下肢不遂的症状。

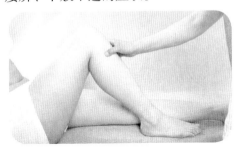

» 艾灸：

每周用艾条艾灸足三里穴 1 ~ 2 次，每次灸 15 ~ 20 分钟，艾灸时应让艾条的温度稍高一点，使局部皮肤发红，艾条缓慢沿足三里穴上下移动，以不烧伤局部皮肤为度。坚持 2 ~ 3 个月，能增强体力、解除疲劳、强壮神经、预防衰老。

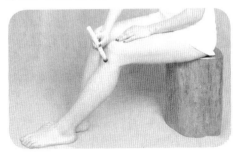

【配伍】

» 足三里 + 冲阳 + 仆参 + 飞扬 + 复溜 + 完骨

六穴配伍，有补益肝肾、濡润宗筋的作用，治足痿失履不收。

三阴交穴

行气活血通经络

三阴交穴别名承命、太阴、大阴，属足太阴脾经。具有疏肝利胆、强健腰膝、舒筋活络的作用，能够通利湿邪、强健腰膝骨节，从而减缓关节疼痛。

【定位】

位于小腿内侧，当足内踝尖上 3 寸，胫骨内侧缘后方。

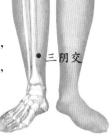

● 三阴交

【主治】

肠鸣腹胀，泄泻，月经不调，带下，阴挺，不孕，滞产，遗精，阳痿，遗尿，疝气，心悸，失眠，高血压病，下肢痿痹，脚气。

【功效】

健脾和胃，调补肝肾，行气活血，疏经通络。

【日常保健】

» 按摩：

用拇指顺时针按揉三阴交穴 2 分钟，然后逆时针按揉 2 分钟，力度适中，手法连贯，按揉至局部有胀麻感为宜。每天坚持，能够治疗小腿疼痛、下肢浮肿、半身不遂等病症。

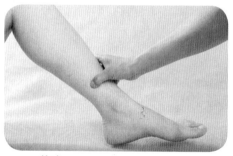

» 艾灸：

宜采用温和灸。施灸时，将点燃的艾条对准三阴交穴，距离皮肤 1.5 ~ 3 厘米熏烤，以感到施灸处温热、舒适为度。每日灸 1 次，每次灸 5 ~ 10 分钟。具有滋阴降火、活血通络的功效。可缓解下肢痛、胫寒痹痛等病症。

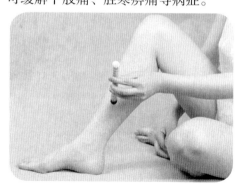

【配伍】

» **三阴交 + 中都 + 阴陵泉**

三穴配伍，有行气活血、消肿止痛的功效，主治小腿酸胀、胫寒痹痛、脚踝疼痛等病症。

» **三阴交 + 中脘 + 内关**

三穴配伍，具有活血化瘀、通络止痛的作用，可用于缓解下肢经脉痹阻疼痛。

殷门穴

舒筋活络强腰膝

殷门穴属足太阳膀胱经，位于大腿后面，为治疗腰腿痛及腰膝酸软的要穴。现代常用于治疗坐骨神经痛、腰肌劳损、下肢痹痛、股部炎症等病症。

【定位】

位于大腿后面，承扶穴与委中穴的连线上，承扶穴下6寸。

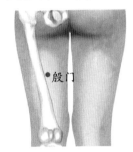

【主治】

腰痛，下肢痿痹，坐骨神经痛，下肢麻痹，小儿麻痹后遗症。

【功效】

舒筋通络，强腰膝。

【日常保健】

» 按摩：

用拇指指腹揉按殷门穴3~5分钟，力度适中，手法连贯，按揉至局部有胀麻感为宜。每天坚持，能够治疗下肢后侧疼痛、膝关节炎等病症。

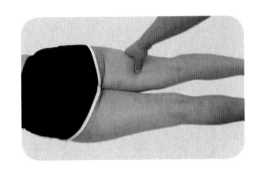

» 艾灸：

宜采用温和灸。施灸时，将点燃的艾条对准殷门穴，距离皮肤1.5~3厘米熏烤，以感到施灸处温热、舒适为度。每日灸1次，每次灸5~10分钟。可缓解腰肌劳损、下肢胫寒痹痛等病症。

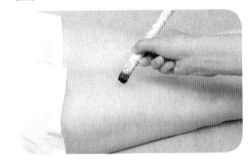

【配伍】

» 殷门＋风市＋足三里

三穴配伍，有强心壮腰、活血化瘀的作用，主治下肢痿痹、脚踝痛、下肢后侧疼痛等症。

» 殷门＋肾俞＋委中

三穴配伍，有舒筋活络、消肿止痛的作用，主治腰脊疼痛、膝关节炎、脚踝疼痛等病症。

阳陵泉穴

活血通络能祛瘀

阳陵泉别名阳之陵泉、阳陵，属足少阳胆经，为足少阳胆经的合穴，胆的下合穴，八会穴之筋会。刺激该穴可疏肝利胆、舒筋活络，能够治偏风、半身不遂、足膝冷痹不仁、无血色、脚气筋挛。

【定位】

位于小腿外侧，当腓骨小头前下方凹陷处。

阳陵泉

【主治】

半身不遂，下肢痿痹、麻木，膝肿痛，脚气，胁肋痛，口苦，呕吐，黄疸，小儿惊风，破伤风。

【功效】

活血通络，疏调经脉。

【日常保健】

» 按摩：

腿脚发麻时刺激腿上的阳陵泉穴，可以迅速缓解症状。将单手拇指指尖按在阳陵泉穴上，做前后方向的按压。每一下按压 5 秒，重复 5 下。每天可以反复多次按压。

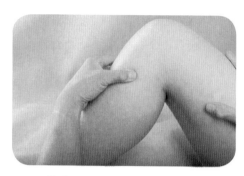

» 艾灸：

取坐位，手执艾条以点燃的一端对准阳陵泉穴，距离皮肤 1.5 ~ 3 厘米，以感到施灸处温热、舒适为度。隔日灸 1 次，每次灸 10 分钟左右。具有降浊除湿、通筋活络、舒肝利胆、强健腰膝之功效。

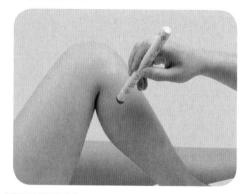

【配伍】

» 阳陵泉 + 环跳 + 委中

三穴配伍，具有活血通络、疏调经脉的作用，主治半身不遂、下肢痿痹。

» 阳陵泉 + 外膝眼 + 丘墟

三穴配伍，有活血化瘀、疏通经络的作用，主治膝关节炎、坐骨神经痛、下肢后侧疼痛。

承扶穴

疏经活络壮腰膝

承扶穴别名肉郄、阴关，有舒筋活络的作用。刺激该穴能改善腰背部的血液循环、减轻腿部的疼痛。现代常用于治疗坐骨神经痛、腰骶神经根炎、下肢瘫痪等运动系统病症，对于痔疮、脱肛等肛周病症也有较好的疗效。

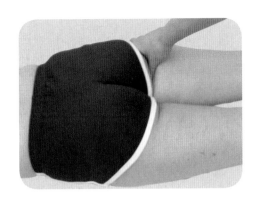

» 艾灸：

艾炷灸或温针灸 5 ~ 7 壮；艾条温灸 10 ~ 15 分钟。每天 1 次，可改善下肢疼痛、坐骨神经痛等症。

【定位】

位于大腿后面，臀下横纹的中点。

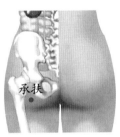

承扶

【主治】

坐骨神经痛，腰骶神经根炎，下肢瘫痪，小儿麻痹后遗症，便秘，痔疮，尿潴留，臀部炎。

【功效】

通便消痔，舒筋活络。

【日常保健】

» 按摩：

用拇指指腹按揉承扶穴 100 ~ 200 次，以有酸胀感为宜，坚持按摩，能够治疗下肢疼痛、坐骨神经痛、腰膝酸软等症。

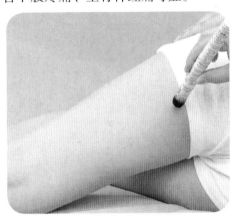

【配伍】

» 承扶 + 委中 + 承山

三穴配伍，有活血化瘀、温经通络的作用，主治坐骨神经痛、下肢痿痹等症。

» 承扶 + 环跳 + 悬钟

三穴配伍，有疏经活络、消炎止痛的作用，主治坐骨神经痛、下肢瘫痪、腰膝酸软等症。

犊鼻穴

理气消肿止痛

犊鼻穴又名外膝眼穴，属足阳明胃经。该穴具有通经活络、疏风散寒、理气消肿止痛的作用。常为膝部神经痛或麻木，下肢瘫痪的辅助用穴。

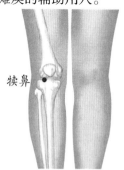

【定位】

位于膝部，髌骨与髌韧带外侧凹陷中。

犊鼻

【主治】

坐骨神经痛，腰骶神经根炎，下肢瘫痪，小儿麻痹后遗症，便秘，痔疮，尿潴留，臀部炎。

【功效】

通经活络，消肿止痛。

【日常保健】

» 按摩：

用拇指点按犊鼻穴 2 ~ 3 分钟，力度适中，以有酸胀感为宜，坚持按摩，能够治疗下肢麻痹、屈伸不利、风湿性骨关节炎等症。

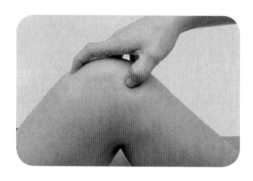

» 艾灸：

艾炷灸或温针灸 5 ~ 7 壮；艾条温灸 10 ~ 15 分钟。每天 1 次，可治疗膝痛、膝冷、膝关节炎等病症。

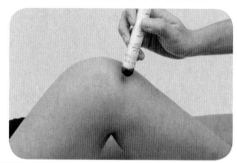

【配伍】

» **犊鼻 + 膝阳关 + 足三里 + 阳陵泉**

四穴配伍，有舒筋活络、活血化瘀的功效，主治膝及膝下病、脚踝肿痛、下肢水肿等症。

» **犊鼻 + 阳陵泉 + 梁丘**

三穴配伍，有舒筋活络、强膝壮腰之功效，主治膝关节炎、腰膝酸软、脚踝肿痛等症。

血海穴

养血活血化瘀

血海别名百虫窠，属足太阴脾经。具有活血化瘀、补血养血、散风透疹的作用。当身体气血不通时，双下肢就容易出现胀痛，经常刺激本穴，可以舒筋活血、消除胀痛感。临床上还可用于治疗膝股内侧痛、下肢痿痹、下肢麻木等病症。

【定位】

屈膝，在大腿内侧，髌底内侧端上2寸，当股四头肌内侧头的隆起处。

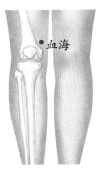

【主治】

膝股内侧痛，月经不调，崩漏，经闭，瘾疹，湿疹，丹毒。

【功效】

活血化瘀，补血养血。

【日常保健】

» 按摩：

用拇指指腹按揉血海穴100～200次，力度由轻至重再至轻，手法连贯，以局部有胀痛感为宜。可每天坚持，能够治疗由血虚引起的膝软无力、膝

关节炎等症状。

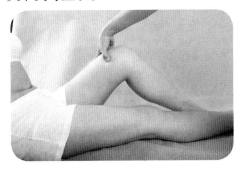

» 艾灸：

手执艾条以点燃的一端对准施灸部位，距离皮肤1.5～3厘米施灸，以感到施灸处温热、舒适为度。每日灸1～2次，每次灸20分钟左右，灸至皮肤产生红晕为止。可治疗膝痛、膝关节炎等病症。

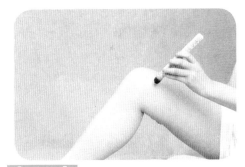

【配伍】

» **血海＋膝关＋梁丘＋膝眼**

四穴配伍，有消炎止痛、疏通经络的作用，主治膝髌肿痛、下肢麻木肿痛、膝关节炎、腰膝酸软等病症。

» **血海＋犊鼻＋阴陵泉＋阳陵泉**

四穴配伍，有舒筋活络、利关节的作用，治膝关节疼痛。

解溪穴

舒筋活络补气血

解溪穴别名草鞋带，属足阳明胃经。刺激解溪穴有健运脾胃、补益气血的作用，能够治疗下肢麻木、脚踝疼痛、下肢痿痹、脚腕无力等运动系统疾病。

【定位】

位于足背与小腿交界处的横纹中央凹陷处，当拇长伸肌腱与趾长伸肌腱之间。

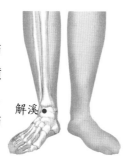

解溪

【主治】

头痛，眩晕，目赤，腹胀，便秘，癫狂，头面浮肿，下肢痿痹，脚腕无力。

【功效】

舒筋活络，清胃化痰，镇惊安神。

【日常保健】

» 按摩：

用拇指指腹按压在解溪穴上，按而揉之，局部产生酸、胀、痛感，再屈伸踝关节，加强指压的感觉，然后用揉法放松。左右两侧交替进行，每次 10 ～ 15 分钟。可治疗足踝肿痛、头痛等病症。

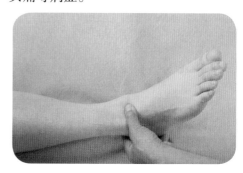

» 艾灸：

手执艾条以点燃的一端对准施灸部位，距离皮肤 1.5 ～ 3 厘米施灸，以感到施灸处温热、舒适为度。每日灸 1 次，每次灸 10 分钟左右，灸至皮肤产生红晕为止。可治疗下肢痿痹。

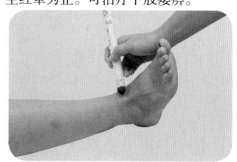

【配伍】

» **解溪 + 商丘 + 丘墟 + 昆仑 + 太溪**

五穴配伍，具舒筋活络的作用，主治踝部痛。

» **解溪 + 条口 + 丘墟 + 太白**

四穴配伍，具有通经活络止痛的作用，主治膝股肿痛、脚转筋。

第五章

中医辨证治疗颈肩腰腿痛

落枕

落枕多见于睡眠醒后，颈部肌肉一侧（或两侧）紧张痉挛、僵板、酸胀、疼痛，转动时活动受限。严重者疼痛剧烈，并向头部、背部及上肢放射，颈项转侧活动极度受限。本症多因睡觉时枕头高低不适，或躺卧姿势不良，肩部颈部感受风寒所致。轻者4～5天可自愈，重者可迁延数周。有的患者经常低头工作，或读书、写作伏案姿势不当，颈部肌肉慢性劳损，活动时姿势稍有不当，即引起肌肉紧张、疼痛及受限症状。亦有经常发病，形成习惯落枕者。还有一种因扭伤肌肉，或颈部突然扭转过度，造成颈椎后关节滑膜嵌顿而致者，为颈椎半脱位，中医亦称之为"落枕"。

中医认为落枕常因颈筋受挫，气滞血瘀，不通则痛，或素体肝肾亏虚，筋骨萎弱，气血运行不畅，加之夜间沉睡，颈肩外露，感受风寒，气血痹阻，经络不通，遂致本病。

辨证论治

1.瘀滞型

主证：晨起时颈项强痛，活动不利，头部歪向患侧，局部有明显压痛点，有时可见筋结，舌紫黯，脉弦紧。

治法：活血舒筋。

选方：舒筋活血汤（《伤科补要》）加减。

组成：羌活、荆芥、红花、枳壳各6克，防风、独活、牛膝、五加皮、杜仲各9克，当归、续断各12克，青皮5克。

用法：每日1剂，水煎服，7剂为1疗程。

加减：疼痛甚者，加乳香、没药；湿盛者，加薏苡仁、防己、白术。

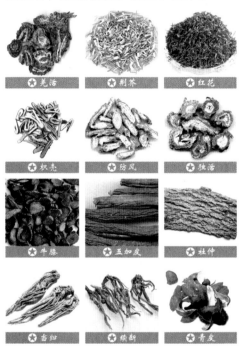

★羌活　★荆芥　★红花
★枳壳　★防风　★独活
★牛膝　★五加皮　★杜仲
★当归　★续断　★青皮

2.风寒型

主证：有受凉史，见颈项强痛，拘紧麻木，伴畏寒恶风、头痛等表证。舌淡，苔薄白，脉弦紧。

治法：疏风祛寒，宣痹通络。

选方：葛根汤（《伤寒论》）。

组成：葛根、桂枝、白芍各15克，麻黄8克，甘草5克，生姜3片，大枣3枚。

用法：每日 1 剂，水煎服，7 剂为 1 疗程。

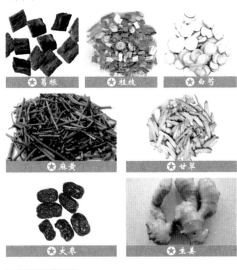

★葛根　　★桂枝　　★白芍
★麻黄　　　　　★甘草
★大枣　　　★生姜

按摩疗法

揉捏风池穴

【定位】该穴位于项部，在枕骨之下，与风府穴相平，胸锁乳突肌与斜方肌上端之间的凹陷处。

【按摩】用拇指指腹或食指、中指两指并拢，用力环行揉按风池穴，同时头部尽力向后仰，以局部出现酸、沉、重、胀感为宜。

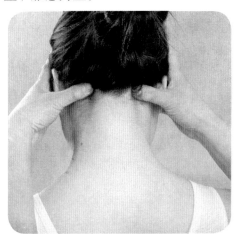

按揉风府穴

【定位】该穴位于项部，当后发际正中直上 1 寸，枕外隆凸直下，两侧斜方肌之间凹陷处。

【按摩】用拇指指腹按揉风府穴 3 分钟，以局部出现酸、沉、重、胀感为宜。

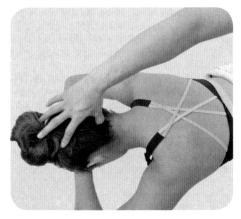

按揉大椎穴

【定位】该穴位于颈部下端，背部正中线上，第 7 颈椎棘突下凹陷中。

【按摩】用大拇指按顺时针方向按揉大椎穴约 2 分钟，然后按逆时针方向按揉约 2 分钟，以局部出现酸、麻、胀感觉为佳。

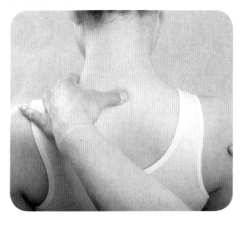

按揉外劳宫穴

【定位】该穴位于手背,第二、三掌骨间,指掌关节后 0.5 寸凹陷中。

【按摩】用拇指指尖顺时针揉按外劳宫穴 3 ~ 5 分钟。

> 专家指导
>
> 按摩以上穴位有舒筋通络、活血止痛的作用,可改善脑卒中、眩晕、感冒、鼻塞、头痛、耳鸣、颈项强痛、热病等症。

艾灸疗法

灸列缺穴

【定位】该穴位于前臂桡侧缘,桡骨茎突上方,腕横纹上 1.5 寸处。拇短伸肌腱与拇长展肌腱之间,拇长展肌腱沟的凹陷。

【艾灸】采用温和灸。每日灸 1 次,每次灸 20 ~ 30 分钟。

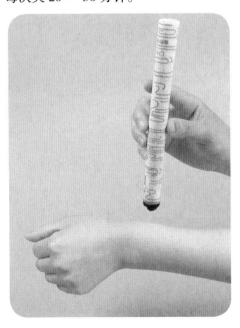

灸天柱穴

【定位】该穴位于项部,在项部大筋(斜方肌)外缘之后发际凹陷中,约当后发际正中旁开 1.3 寸。

【艾灸】宜采用温和灸。每日灸 1 次,每次灸 20 ~ 30 分钟,灸至皮肤产生红晕为止。

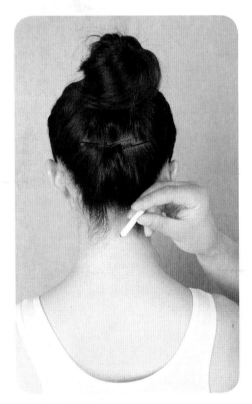

灸后溪穴

【定位】该穴位于第 5 指掌关节后尺侧的远侧掌横纹头赤白肉际处。具体在小指尺侧,第 5 掌骨小头后方,当小指展肌起点外缘。

【艾灸】宜采用温和灸。每日灸 1 次,每次灸 20 ~ 30 分钟,灸至皮肤产生红晕为止。

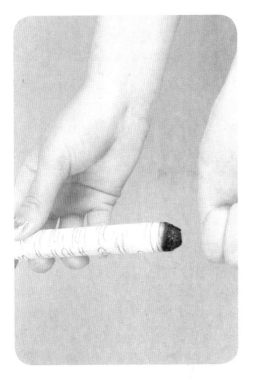

灸落枕穴

【定位】该穴位于手背上。在手背上食指和中指的掌骨之间，用手指朝手腕方向触摸，从骨和骨变狭的手指尽头之处起，大约1指宽的距离上，一压，有强烈压痛之处，就是落枕穴。

【艾灸】宜采用温和灸。每日灸1次，每次灸20～30分钟，灸至皮肤产生红晕为止。

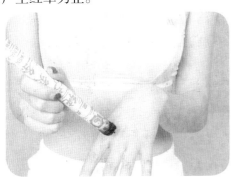

拔罐疗法

【定位】**大椎**：位于颈部下端，背部正中线上，第7颈椎棘突下凹陷中。取穴时正坐低头，可见颈背部交界处椎骨有一高突，并能随颈部左右摆动而转动者即是第7颈椎，其下为大椎穴。

肩井：位于大椎穴与肩峰连线中点，肩部最高处。取穴时一般采用正坐、俯伏或者俯卧的姿势，此穴位于肩上，前直乳中，当大椎与肩峰端连线的中点，即乳头正上方与肩线交接处。

悬钟：位于小腿外侧，当外踝尖上3寸。或定于腓骨后缘与腓骨长、短肌之间凹陷处。

【拔罐】**方法一**：1. 让患者取坐位，找到患者疼痛处先在患侧疼痛部位涂上风湿油。也可在疼痛部位轻轻揉捏按摩，使肌肤松弛，促进局部血液循环。

2. 把罐吸拔在疼痛处10～15分钟。以皮肤潮红为度。起罐后，擦去风湿油，对穴位皮肤进行消毒处理。这样的治疗每日1次。

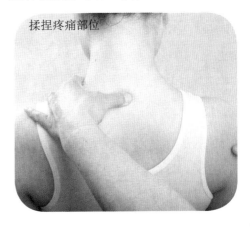

揉捏疼痛部位

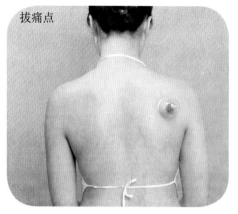

拔痛点

方法二：让患者取俯卧位，将罐吸拔于大椎、肩井、悬钟、局部压痛点，留罐 10～15 分钟，注意观察罐内皮肤的变化，当皮肤充血或有瘀血拔出时即可取罐。这样的治疗每日 1 次。

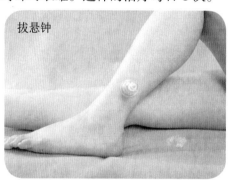

拔悬钟

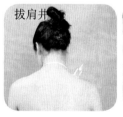

拔肩井

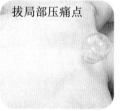

拔局部压痛点

刮痧疗法

刮拭颈背部风池穴、肩井穴

【定位】**风池**：位于项部，在枕骨之下，与风府穴相平，胸锁乳突肌与斜方肌上端之间的凹陷处。（或当后头骨下，两条大筋外缘陷窝中，相当于耳垂齐平。）

肩井：位于大椎穴与肩峰连线的中点处，肩部最高处。取穴时一般采用正坐、俯伏或者俯卧的姿势。此穴位于肩上，前直乳中，当大椎与肩峰端连线的中点，即乳头正上方与肩线交接处。

【刮拭】

放松身体，用单角刮法刮拭风池穴，用面刮法从风池穴刮至肩井穴，重点从内向外刮拭肩井穴。

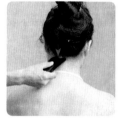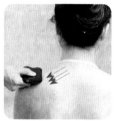

颈椎病

颈椎病是指颈椎椎间盘、颈椎骨关节、软骨及韧带肌肉、筋膜等所发生的退行性改变及其继发改变，致使脊髓、神经、血管等组织受到诸如压迫、刺激、失稳等损害所发生的以颈、肩、臂部疼痛、麻木或眩晕、瘫痪等为主要表现的一系列临床症状，但以颈肩臂疼痛多见，故又称颈臂综合征。可因颈椎先天畸形、颈椎管狭窄，或肝肾亏虚，筋骨衰退等引起，亦可因急性颈椎外伤、慢性劳损、风寒湿邪侵袭、及附近部位疮肿所致。颈椎病临床表现复杂,可分为以下七类:①软组织型;②神经根型;③脊髓型;④骨关节型;⑤椎动脉型;⑥交感神经型;⑦混合型。临床所见,神经根型占大多数,颈椎间盘突出所致者仅占5%,而脊髓、椎动脉和交感神经受累则较少见。神经根型临床表现,疼痛多局限于一侧,为持续性或间歇性,常为刀割或烧灼样痛,可由颈根部呈电击样向肩、上臂、前臂和手、手指放射,有时可放射到头、耳后、背、胸部。有麻木、发凉、沉重或虫爬等感觉。咳嗽喷嚏、大便用力或上肢伸展、头颈部过伸、过屈等活动,均可诱发或加剧疼痛。本病多见于中年以上男性,尤其是长时间低头工作者。

本病属于中医"项强""颈肩痛""痹证""痉证""痿证""痰饮""眩晕"等范畴。

辨证论治

1. 痰湿中阻

主证:患者常有头晕头痛,颈后伸或侧弯时眩晕加重,甚则猝倒。猝倒后因颈部位置改变而立即清醒。伴有耳鸣耳聋,视物不清,肢体麻木,感觉异常,持物落地。

治法:化痰利湿,舒筋通络。

选方:温胆汤(《三因极一病证方论》)加减。

组成:法半夏、竹茹、枳实、陈皮、茯苓、瓜蒌、地龙各10克,甘草

6克,生姜3片,钩藤12克。

用法:水煎服。

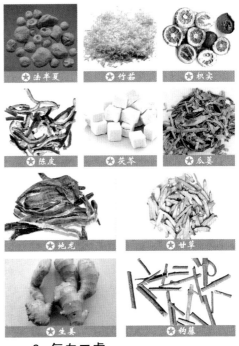
★法半夏　★竹茹　★枳实
★陈皮　★茯苓　★瓜蒌
★地龙　★甘草
★生姜　★钩藤

2. 气血二虚

主证:患者常有头晕头痛,面色苍白,全身乏力,自汗、盗汗,甚则猝倒,视物不清,肢体麻木。

治法:益气养血,舒筋活络。

选方:归脾汤(《正体类要》)加减。

组成:当归、党参各12克,黄芪20克,白术、酸枣仁、木香、远志、炙甘草、茯苓各10克。

用法:水煎服。

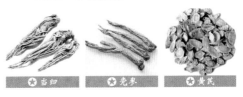
★当归　★党参　★黄芪

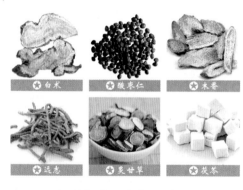

★ 白术　　★ 酸枣仁　　★ 木香

★ 远志　　★ 炙甘草　　★ 茯苓

3. 血虚气滞，寒凝经脉

主证：椎动脉型患者常有双下肢无力，行走不便，头颈部或肩、上肢刺痛，视物不清。

治法：养血活血，行气温经散寒。

选方：黄芪桂枝五物汤（《金匮要略》）加减。

组成：黄芪 20 克，桂枝、芍药、五加皮、地龙、红花各 10 克，大枣 6 枚，生姜 3 片，全蝎 3 克。

用法：水煎服。

加减：若疼痛甚，方中加用姜黄 10 克，制乳香没药各 6 克。

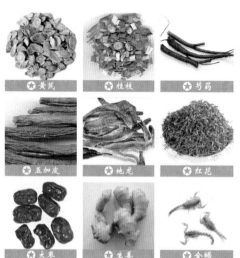

★ 黄芪　　★ 桂枝　　★ 芍药

★ 五加皮　★ 地龙　　★ 红花

★ 大枣　　★ 生姜　　★ 全蝎

4. 肝肾阴虚

主证：脊髓型患者见早期单侧或双侧下肢麻木，疼痛，僵硬发抖无力，行走困难，继而双上肢发麻，握力减退，重则卧床不起。

治法：滋补肝肾，强壮筋骨。

选方：补阳还五汤（《医林改错》）加减。

组成：黄芪 30 克，赤芍、当归、桃仁、川芎、红花、地龙各 10 克。

用法：以上药物每日 1 剂，煎煮 2 次，分 2 次服用。

备注：中成药可选用骨刺丸，健步虎潜丸，健身全鹿丸。

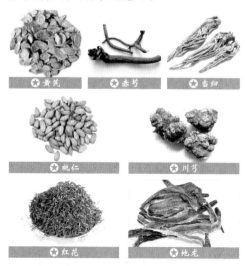

★ 黄芪　　★ 赤芍　　★ 当归

★ 桃仁　　　　★ 川芎

★ 红花　　　　★ 地龙

按摩疗法

揉捏风池穴

【定位】该穴位于项部，在枕骨之下，与风府穴相平，胸锁乳突肌与斜方肌上端之间的凹陷处。（或当后头骨下，两条大筋外缘陷窝中，相当于耳垂齐平。）

【按摩】被按摩者取坐位，按摩者站在被按摩者背后，用拇指指腹或食指、中指两指并拢，用力环行揉按风池穴，同时头部尽力向后仰，以局部出现酸、沉、重、胀感为宜。每次按揉10分钟，早、晚各按揉1次。

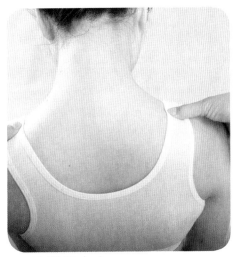

按揉天宗穴

【定位】该穴位于肩胛部，当冈下窝中央凹陷处，与第4胸椎相平。取穴时，垂臂，由肩胛冈下缘中点至肩胛下角做连线，上1/3与下2/3交点处为取穴部位，用力按压有明显酸痛感。

【按摩】被按摩者取坐位或俯卧，按摩者用两手拇指指腹按顺时针方向按揉天宗穴约1分钟，然后按逆时针方向按揉约1分钟，以局部出现酸、麻、胀感觉为佳。

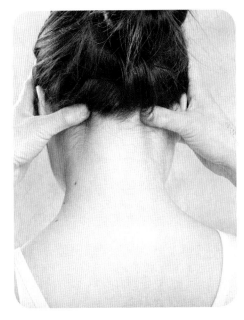

按揉肩井穴

【定位】该穴位于大椎穴与肩峰连线中点，肩部最高处。取穴时一般采用正坐、俯伏或者俯卧的姿势，此穴位于肩上，前直乳中，当大椎与肩峰端连线的中点，即乳头正上方与肩线交接处。

【按摩】被按摩者取坐位，按摩者用双手拇指按压肩井穴大约1分钟，然后按揉约2分钟，以局部出现酸、麻、胀感觉为佳。

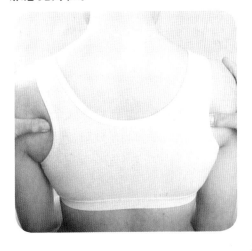

按揉曲池穴

【定位】该穴位于肘横纹外侧端，屈肘时当尺泽与肱骨外上髁连线中点。取穴时，仰掌屈肘成45°，肘关节桡侧，肘横纹头为取穴部位。

【按摩】按摩者一手托着被按摩者的手臂，另一手拇指按顺时针方向按揉曲池穴约2分钟，然后按逆时针方向按揉约2分钟，左右手交替进行，以局部出现酸、麻、胀感为佳。

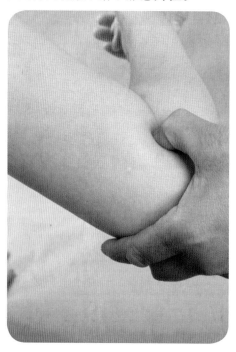

掐揉合谷穴

【定位】该穴位于第1、第2掌骨间，当第2掌骨桡侧的中点处。取穴时，以一手的拇指掌面指关节横纹，放在另一手的拇指、食指的指蹼缘上，屈指当拇指尖尽处为取穴部位。

【按摩】大拇指垂直往下按，做一紧一按一揉一松的按压，按压的力量要慢慢加强，频率为每分钟30次左右，按压穴位时以出现酸、麻、胀感觉为佳。

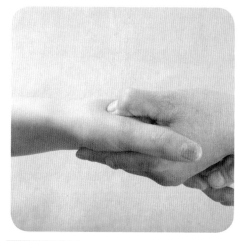

艾灸疗法

灸天柱穴

【定位】该穴位于项部，在项部大筋（斜方肌）外缘之后发际凹陷中，约当后发际正中旁开1.3寸。

【艾灸】宜采用温和灸。每日灸1次，每次灸3～15分钟，灸至皮肤产生红晕为止。

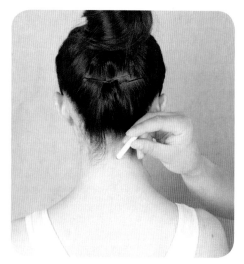

灸肩井穴

【定位】该穴位于大椎穴与肩峰连线中点，肩部最高处。取穴时一般采用正坐、俯伏或者俯卧的姿势，此穴位于肩上，前直乳中，当大椎与肩峰端连线的中点，即乳头正上方与肩线交接处。

【艾灸】采用温和灸法。每日灸 1 次，每次灸 3 ~ 15 分钟。

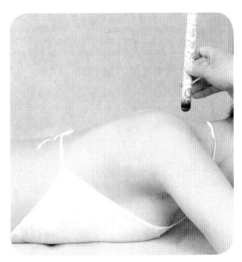

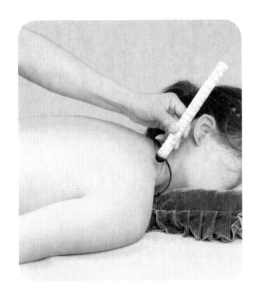

灸大椎穴

【定位】该穴位于颈部下端，背部正中线上，第 7 颈椎棘突下凹陷中。取穴时正坐低头，可见颈背部交界处椎骨有一高突，并能随颈部左右摆动而转动者即是第 7 颈椎，其下为大椎穴。

【艾灸】宜采用温和灸。每日灸 1 ~ 2 次，每次灸 30 分钟左右，灸至皮肤产生红晕为止。

灸后溪穴

【定位】该穴位于第 5 指掌关节后尺侧的远侧掌横纹头赤白肉际。具体在小指尺侧，第 5 掌骨小头后方，当小指展肌起点外缘。

【艾灸】宜采用温和灸。每日灸 1 次，每次灸 20 ~ 30 分钟，灸至皮肤产生红晕为止。

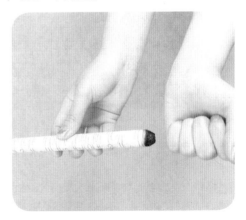

灸合谷穴

【定位】该穴位于第 1、第 2 掌骨间，当第 2 掌骨桡侧的中点处。取穴时，以一手的拇指掌面指关节横纹，放在另一手的拇指、食指的指蹼缘上，屈指当拇指尖尽处为取穴部位。

【艾灸】宜采用温和灸。每日灸1～2次，每次灸10～20分钟。

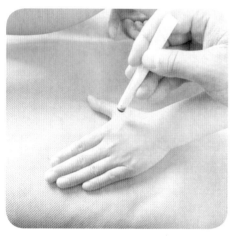

灸外关穴

【定位】该穴位于前臂背侧，当阳池与肘尖的连线上，腕背横纹上2寸，尺骨与桡骨之间。

【艾灸】宜采用温和灸。每日灸1～2次，每次灸3～15分钟，灸至皮肤产生红晕为止。

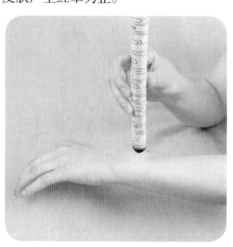

拔罐疗法

【定位】大椎：位于颈部下端，背部正中线上，第7颈椎棘突下凹陷中。取穴时正坐低头，可见颈背部交界处椎骨有一高突，并能随颈部左右摆动而转动者即是第7颈椎，其下为大椎穴。

肩中俞：位于背部，在第7颈椎棘突下，旁开2寸。

肩外俞：位于背部，在第1胸椎棘突下，旁开3寸。

【拔罐】方法一：1.让患者取俯卧位，对大椎、肩中俞、肩外俞区域消毒。在拔罐过程中，要保持房间温暖，避免着凉。

2.消毒后，用已消毒的梅花针叩刺大椎、肩中俞、肩外俞，至皮肤发红，有少量出血点。叩刺过程中，要缓解患者情绪，以免影响治疗。

3.把罐拔在相应穴位上，留罐10～15分钟。起罐后，对穴位皮肤进行消毒。这样的治疗每日或隔日1次，10次为1个疗程。

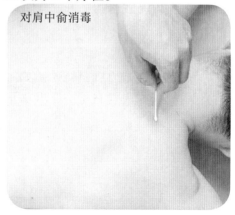

对肩中俞消毒

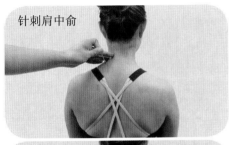

针刺肩中俞

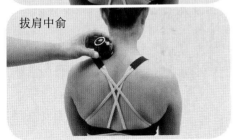

拔肩中俞

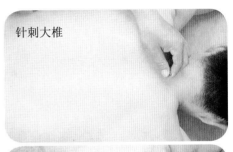

针刺大椎

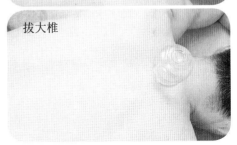

拔大椎

方法二：1. 让患者采取俯卧位，充分暴露背部，对大椎穴所在部位进行消毒。施罐者在此过程中要缓解患者紧张情绪，以免影响治疗。

2. 消毒后，用已消毒的梅花针扣刺大椎穴，以轻微出血为度。大椎穴是人体上的重要穴位，在此穴位拔罐可以舒经活络、行气活血。

3. 将罐吸拔在穴位上，留罐10～15分钟，以被拔罐部位充血发紫，并有少量瘀血和黏液拔出为度。起罐后，要对穴位皮肤进行消毒，防止感染。这样的治疗每2日1次，10次为1个疗程。

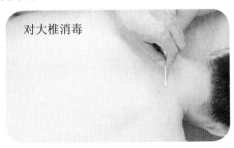

对大椎消毒

刮痧疗法

刮拭颈背部风府穴、天柱穴、大杼穴、身柱穴

【定位】

风府：位于项部，后发际正中直上1寸，枕外隆凸直下，两侧斜方肌之间凹陷处。取此穴时通常采用俯伏、俯卧或正坐的取穴姿势，风府穴位于后颈部，两风池穴连线中点，颈顶窝处。

天柱：位于项部，枕骨之下，与风府穴相平，胸锁乳突肌与斜方肌上端之间的凹陷处。

大杼：位于背部，第1胸椎棘突下，旁开1.5寸。取穴时低头，可见颈背部交界处椎骨有一高突，并能随颈部左右摆动而转动者即是第7颈椎，其下为大椎穴。由大椎穴再向下推1个椎骨，其下缘左右旁开2横指（食指、中指）处为取穴部位。

身柱：位于背部，后正中线上，第3胸椎棘突下凹陷中。

【刮拭】

放松身体，用面刮法从上向下分段刮拭颈部风府穴至身柱穴；用刮痧板双角部从上向下分段刮拭颈部两侧的天柱穴至大杼穴。

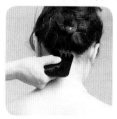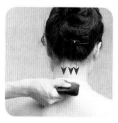

肩周炎

肩关节周围炎简称肩周炎，俗称"五十肩""漏肩风""冰冻肩"等，是中老年人常见疾病，属于中医"痹证"范围。临床表现以肩部疼痛、肩关节活动障碍为主。早期肩关节周围肿胀、疼痛，夜晚、气候变冷、局部受寒时加重，影响正常睡眠。晚期肿痛减轻，肩关节活动受限、肩部肌肉萎缩，重则肩关节僵直，不能梳头、摸背、系腰带和刷牙洗脸。由于肩部肌肉、肌腱、滑囊、关节囊等受到外伤，或长期劳损，引起无菌性炎症、变性，肩关节内外粘连发生疼痛，导致肩关节正常活动受限。中医认为，年老体弱，气血不足，筋失所养，风寒湿邪侵入机体，致肩部筋脉气血阻滞而成。根据局部的症状，特别是疼痛的性质，起病的久暂，发病的诱因，结合全身表现，按中医学的八纲辨证方法辨证施治。一般急性期应以祛邪、行气、活血、止痛为主，必要时采取中西医结合的方法，给予消炎镇痛药物。急性期过后，以益气、养血、舒筋、活络方法治疗以及循序渐进的被动和主动的功能锻炼。

辨证论治

1. 风寒湿痹

主证：初起肩颈疼痛，如刀割样、针刺样、酸麻样。由于疼痛，患者把肩向患侧倾斜以求缓解，并常以健侧手承托患侧上臂，患肩被轻微碰撞即疼痛难忍，往往拒绝检查，轻微的活动即可诱发疼痛加剧，故不敢活动。上举和后伸活动限制。局部不红、不肿，微热或不热。舌苔薄白，脉弦或紧。

治法：祛风，散寒，除湿，止痛。

选方：蠲痹汤（《百一选方》）加减。

组成：羌活、姜黄、当归、蜜炙黄芪、赤芍、防风各9克，炙甘草3克。

用法：加生姜3片，水煎服。

加减：肩颈痛游走，手指麻木，肌肉眲动，风重者加桑枝、秦艽；伴眩晕者加天麻；遇冷加重，形寒肢冷，肩部冷感，寒重者加附子、桂枝、细辛；沉倦眩晕，胃纳呆滞，湿重者加防风、法半夏、苍术、石菖蒲；关节重痛、微肿、痰湿素盛者加法半夏、白芥子；关节疼痛剧烈时，可服腰椎痹痛丸止痛。

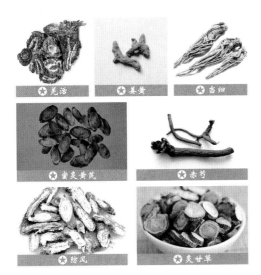

☆羌活　　☆姜黄　　☆当归

☆蜜炙黄芪　　☆赤芍

☆防风　　☆炙甘草

☆山栀子

☆滑石

☆蚕沙

2. 邪郁化热

主证：治疗不当，风寒湿邪郁而化热，证见恶风，口渴，灼热，红肿，疼痛较剧烈，舌质红，舌苔黄燥，脉弦数。

治法：清热，利湿，疏风，通络。

选方：宣痹汤（《温病条辨》）加减。

组成：防己、杏仁、连翘、薏苡仁、法半夏、赤小豆皮、山栀子各9克，滑石15克，蚕沙3克。

加减：热盛者加黄芩、金银花藤；局部瘀红者加生地黄、牡丹皮；口渴甚者加石膏、花粉。

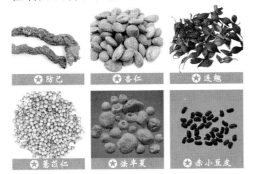

☆防己　　☆杏仁　　☆连翘

☆薏苡仁　　☆法半夏　　☆赤小豆皮

3. 气血瘀滞

主证：重坠胀痛，夜间加重，压痛明显，活动有阻滞感，上肢麻木，舌有瘀斑或舌质暗晦，舌苔薄，脉弦。

治法：行气，活血，化瘀。

选方：身痛逐瘀汤（《医林改错》）加减。

组成：秦艽、川芎、甘草、没药、五灵脂、地龙各6克，桃仁、当归各9克，红花、羌活、香附各3克。

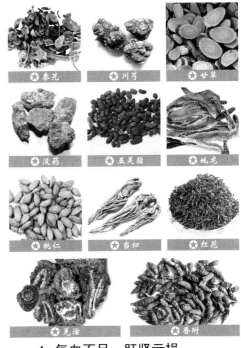

☆秦艽　　☆川芎　　☆甘草

☆没药　　☆五灵脂　　☆地龙

☆桃仁　　☆当归　　☆红花

☆羌活　　☆香附

4. 气血不足，肝肾亏损

主证：起病隐袭，缓慢加重，或失治日久。疼痛不剧，绵绵不休，局部不红、不肿、不热。筋腱松弛，肌肉消瘦。重者肩关节半脱位。舌质淡，舌苔薄白或无苔，脉大或细缓无力。

治法：益肝肾，补气血，祛风，除湿，止痛。

选方：独活寄生汤（《备急千金要方》）加减。

组成：独活9克，桑寄生、杜仲、牛膝、细辛、秦艽、茯苓、肉桂心、防风、川芎、党参、甘草、当归、白芍、干地黄各6克。

加减：气血瘀滞者加田七；阳虚偏重者加附子；阴虚偏重者去细辛、肉桂心，加黄精、龟板；湿重者加防己；风重者加白花蛇。

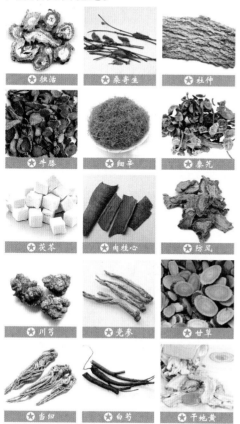

★独活　★桑寄生　★杜仲
★牛膝　★细辛　★秦艽
★茯苓　★肉桂心　★防风
★川芎　★党参　★甘草
★当归　★白芍　★干地黄

按摩疗法

按揉肩井穴

【定位】该穴位于大椎穴与肩峰连线中点，肩部最高处。取穴时一般采用正坐、俯伏或者俯卧的姿势，此穴位于肩上，前直乳中，当大椎与肩峰端连线的中点，即乳头正上方与肩线交接处。

【按摩】被按摩者取坐位，按摩者用双手拇指按压肩井穴大约1分钟，然后按揉约2分钟，以局部出现酸、麻、胀感觉为佳。

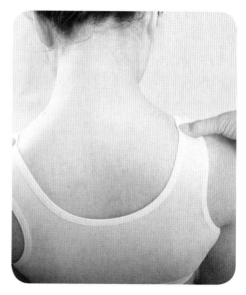

按揉肩贞穴

【定位】该穴位于肩关节后下方，臂内收时，腋后纹头上1寸（指寸）。取穴时，正坐垂肩位，在肩关节后下方，当上臂内收时，当腋后纹头直上1寸处取穴。

【按摩】被按摩者取坐位，按摩

者用双手拇指按压肩贞穴大约1分钟，然后按揉约2分钟，以局部出现酸、麻、胀感觉为佳。

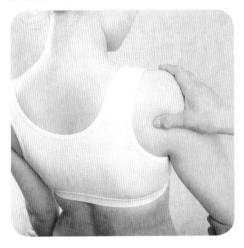

按揉肩髃穴

【定位】该穴位于肩峰端下缘，当肩峰与肱骨大结节之间，三角肌上部中央。臂外展或平举时，肩部出现两个凹陷，前面一个凹窝中即为本穴。

【按摩】被按摩者取坐位，按摩者用拇指按顺时针方向按揉肩髃穴约2分钟，然后按逆时针方向按揉约2分钟，以局部出现酸、麻、胀感觉为佳。

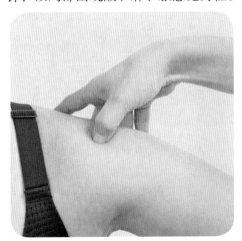

按揉肩髎穴

【定位】该穴位于肩部，肩髃后方，当肩关节外展时于肩峰后下方呈现凹陷处。取穴时，上臂外展平举，肩关节部即可出现两个凹陷窝，后面一个凹陷窝即是本穴。

【按摩】被按摩者取坐位，按摩者用拇指按顺时针方向按揉肩髎穴约2分钟，然后按逆时针方向按揉约2分钟，以局部出现酸、麻、胀感觉为佳。

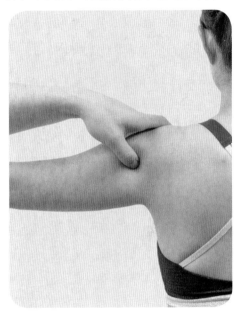

按揉曲池穴

【定位】该穴位于肘横纹外侧端，屈肘时当尺泽与肱骨外上髁连线中点。取穴时，仰掌屈肘成45°，肘关节桡侧，肘横纹头为取穴部位。

【按摩】按摩者一手托着被按摩者的手臂，另一手拇指按顺时针方向按揉曲池穴约2分钟，然后按逆时针方向按揉约 2 分钟，左右手交替进行，以局部出现酸、麻、胀感为佳。

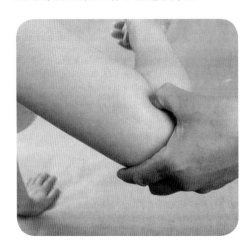

按揉条口穴

【定位】该穴位于小腿前外侧，当犊鼻下 8 寸，距胫骨前缘一横指。取穴时，正坐屈膝位，在犊鼻下 8 寸，犊鼻与下巨虚的连线上取穴。

【按摩】被按摩者俯卧位，按摩者用拇指按顺时针方向按揉条口穴约 2 分钟，然后按逆时针方向按揉约 2 分钟，以局部出现酸、麻、胀感觉为佳。

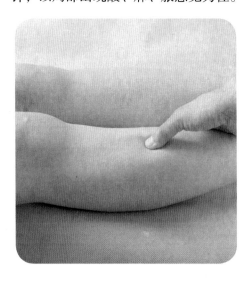

艾灸疗法

灸肩髃穴

【定位】该穴位于肩峰端下缘，当肩峰与肱骨大结节之间，三角肌上部中央。臂外展或平举时，肩部出现两个凹陷，前面一个凹窝中即为本穴。

【艾灸】宜采用温和灸。每日灸 1 ~ 2 次，每次灸 10 ~ 15 分钟。

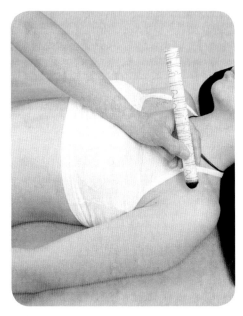

拔罐疗法

【定位】

曲垣：位于肩胛部，冈上窝内侧端，举臂有凹陷处。

秉风：位于肩胛部，冈上窝中央，天宗直上，举臂有凹陷处。

天宗：位于肩胛部，当冈下窝中央凹陷处，与第 4 胸椎相平。取穴时，垂臂，由肩胛冈下缘中点至肩胛下角做连线，上 1/3 与下 2/3 交点处为取穴部位，用力按压有明显酸痛感。

肩贞：位于肩关节后下方，臂内收时，腋后纹头上 1 寸。

【拔罐】**方法一**：1.在患者肩关节周围找到压痛点，用掌跟或者大拇指按揉压痛点，按揉时皮肤酸痛，力度以患者能耐受为准。

2.选择大小合适的罐具，将罐吸拔在压痛点及肩部周围，留罐 10 ~ 15 分钟，以拔出瘀血为度，每日 1 次，10 次为 1 个疗程。

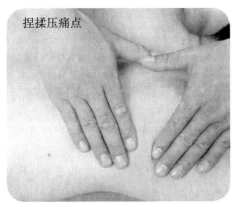

捏揉压痛点

拔压痛点

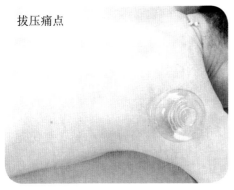

方法二：让患者取俯卧位，在秉风、曲垣、天宗、肩贞拔罐，留罐 10 ~ 15 分钟。每隔 1 ~ 2 日 1 次。

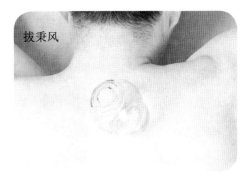

拔秉风

方法三：1.让患者取坐位，对天宗穴周围皮肤进行消毒。同样施罐者也要对双手和三棱针进行消毒，以免手上沾染细菌，在接下来的操作中感染皮肤。

2.消毒后，用双手从天宗穴周围向穴位中心推按，使血液集中在穴位上，以穴位皮肤发红，血液大量集中为度。

3.用手捏紧天宗穴处皮肤，用三棱针在穴位上刺入 1 ~ 2 分深度（1分约等于 3 毫米），然后快速将针拔出。此步操作建议专业人士使用。

4.迅速把罐吸拔在天宗穴上。留罐 5 ~ 10 分钟,使之出血 10 毫升左右。起罐后，用棉球擦干净皮肤以防感染。肩周炎患者每 3 日 1 次，5 次为 1 个疗程。

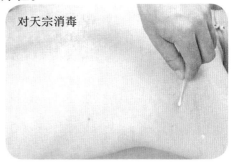

对天宗消毒

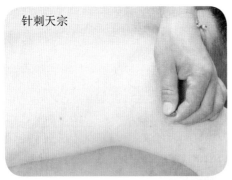

针刺天宗

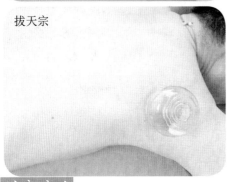

拔天宗

刮痧疗法

刮拭肩背部大椎穴、肩井穴、身柱穴、天宗穴

【定位】

大椎：位于颈部下端，背部正中线上，第7颈椎棘突下凹陷中。取穴时正坐低头，可见颈背部交界处椎骨有一高突，并能随颈部左右摆动而转动者即是第7颈椎，其下为大椎穴。

肩井：位于大椎穴与肩峰连线的中点处，肩部最高处。取穴时一般采用正坐、俯伏或者俯卧的姿势。此穴位于肩上，前直乳中，当大椎与肩峰端连线的中点，即乳头正上方与肩线交接处。

身柱：位于背部，后正中线上，第3胸椎棘突下凹陷中。

天宗：位于肩胛部，肩胛冈中点与肩胛骨下角连线上1/3与下2/3交点凹陷中。

【刮拭】

用面刮法从内向外刮拭肩井穴，并滑向肩下，对有疼痛和结节的部位重点刮拭；用面刮法从上向下刮拭大椎穴至身柱穴，两侧天宗穴。

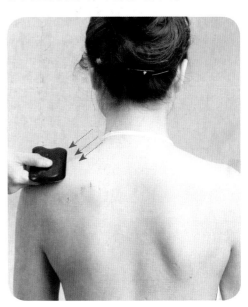

腰肌劳损

腰肌劳损，又称腰臀肌筋膜炎或功能性腰痛，是指腰骶部肌肉、筋膜以及韧带等软组织的慢性损伤，导致局部无菌性炎症，从而引起腰臀部一侧或两侧的弥漫性疼痛。多见于青壮年，以腰部慢性、间歇性的酸胀、疼痛、乏力为主，症状不重，酸痛部位

广泛，腰部容易疲劳，有烦扰不适感，单一姿势难以持久维持。久坐、久立后，伸腰活动，改变体位才稍感轻松；阴雨天及劳动后腰局部症状即明显加重，酸痛可向臀部、大腿内侧放散。本病属于中医学"腰痛"范畴。

腰肌劳损多是累积性损伤，由于腰部肌肉疲劳过度，如长时间的弯腰工作，或由于习惯性姿势不良，或由于长时间处于某一固定体位，致使肌肉、筋膜及韧带持续牵拉，使肌肉内的压力增加，血供受阻，这样肌纤维在收缩时消耗的能源得不到补充，产生大量乳酸，加之代谢产物得不到及时清除，积聚过多，而引起炎症、粘连。如此反复，日久即可导致组织变性，增厚及挛缩，并刺激相应的神经而引起腰痛。

中医学认为，因腰为肾府，但以肾虚为本，风寒湿热、气滞血瘀为标，虚者补肾壮腰为治，实者祛邪活络为法，临证分清标本缓急，分别选用散寒、除湿、清热、理气、化瘀、益精、补肾等法，若虚实夹杂，又当攻中兼补，或补中兼攻，权衡施治。配合膏贴、针灸、按摩、理疗等法可收到较好的效果。注意劳逸结合，保护肾精，注重劳动卫生，避免外伤，感受外邪等，有助于预防腰痛的发生。

辨证论治

1. 寒湿型腰肌劳损

主证：腰部酸胀疼痛，随气候变化而加重，时轻时重，经常反复发作，休息后减轻，弯腰工作困难，若勉强弯腰则腰痛加剧，常常喜用双手捶腰，以减轻疼痛。

治法：散寒除湿，温经通络。

选方：肾着汤（《金匮要略》）

组成：甘草、白术各6克，干姜、茯苓各12克。

用法：上四味，以水1升，煮取600毫升，分3次温服。腰中即温。

加减：若寒邪偏胜，加附子、川乌、细辛；若湿邪偏胜，加苍术、厚朴、薏苡仁。

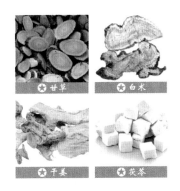

★甘草　★白术
★干姜　★茯苓

2. 湿热型腰肌劳损

主证：腰髋弛痛，牵掣拘急，痛处伴有热感，暑湿阴雨天气或腰部着热后痛剧，遇冷痛减，口渴不欲饮，尿色黄赤。舌质红，苔黄腻，脉濡数或弦数。

治法：清热利湿，舒筋止痛。

选方：四妙丸（《成方便读》）

组成：苍术、黄柏、牛膝、薏苡仁各 240 克。

用法：水泛为丸，每服 6 ~ 9 克，温开水送下。

加减：若小便短赤不利，加栀子、萆薢、车前草；若湿热蕴久，耗伤阴津，加生地黄、知母、女贞子、墨旱莲。

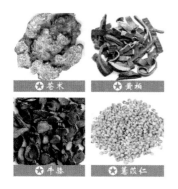

★苍术　★黄柏
★牛膝　★薏苡仁

3. 瘀血型腰肌劳损

主证：痛处固定，或胀痛不适，或痛如锥刺，日轻夜重，或持续不解，活动不利，甚则不能转侧，痛处拒按，面晦唇暗。舌质隐青或有瘀斑，脉涩。病程迁延，常有外伤、劳损史。

治法：活血化瘀，通络止痛。

选方：身痛逐瘀汤（《医林改错》）

组成：秦艽、羌活、香附各 3 克，川芎、甘草、没药、灵脂（炒）、地龙（去土）各 6 克，桃仁、红花、当归、牛膝各 9 克。

用法：水煎服。

加减：若腰痛日久，肾虚者，加杜仲、续断、狗脊、桑寄生以强壮腰肾；

若兼有风湿，身体困重、阴雨天加重，加独活、秦艽、羌活以兼祛风除湿；若疼痛引胁，加柴胡、郁金；若有跌仆、扭伤、闪挫病史，加乳香、没药、青皮。

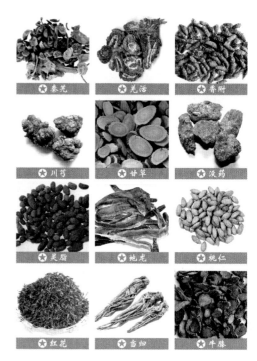

★秦艽　★羌活　★香附
★川芎　★甘草　★没药
★灵脂　★地龙　★桃仁
★红花　★当归　★牛膝

4. 肾阴虚型腰肌劳损

主证：腰痛以酸软为主，喜按喜揉，腿膝无力，遇劳则甚，卧则减轻，常反复发作，心烦失眠，口燥咽干，面色潮红，手足心热。舌红少苔，脉弦细数。

治法：滋补肾阴。

选方：左归丸（《景岳全书》）

组成：枸杞子、山茱萸、山药（炒）、菟丝子（制）、鹿角胶（敲碎，炒珠）、龟板胶各 12 克，大熟地黄 24 克。

用法：上先将熟地黄蒸烂，杵膏，

炼蜜为丸，如梧桐子大。每食前用滚汤或淡盐汤送下百余丸（9克）。

加减：若肾阴不足，相火偏亢，可选用知柏地黄丸或大补阴丸；若虚劳腰痛，日久不愈，阴阳俱虚，阴虚内热者，可选用杜仲丸。

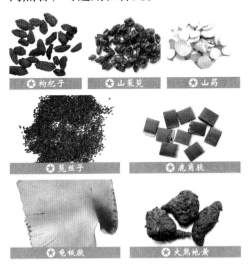

5. 肾阳虚型腰肌劳损

主证：腰痛、腰酸或冷痛，遇劳则甚，卧则减轻，或伴膝软乏力，手足不温，舌淡，脉沉弱。

治法：温肾壮腰，舒筋活络。

选方：加味五子衍宗汤（《证治准绳》）

组成：菟丝子、覆盆子、枸杞子、杜仲各12克，车前子6克，五味子、三七、桂枝各3克，牛膝10克。

用法：常法煎服，每日1剂，分2次服。

加减：体质虚弱、脾气不足者加党参、黄芪、怀山药；腰痛日久加丹参、地龙、当归；腰部冷甚者加沙苑子、桑寄生；挟寒湿者加羌活、独活、白术。

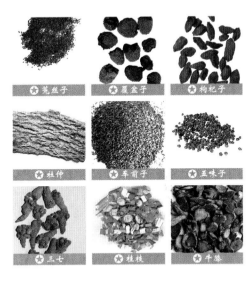

按摩疗法

按揉肾俞穴

【定位】该穴位于腰部，当第2腰椎棘突下，旁开1.5寸。与肚脐中相对应处即为第2腰椎，其棘突下缘旁开约2横指（食指、中指）处为取穴部位。

【按摩】被按摩者俯卧，按摩者用双手拇指重叠按压肾俞穴1分钟，再按顺时针方向按揉约1分钟，然后按逆时针方向按揉约1分钟，以局部出现酸、麻、胀感觉为佳。

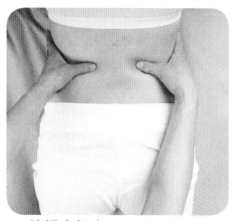

按揉命门穴

【定位】该穴位于腰部,当后正中线上,第2腰椎棘突下凹陷处。取穴时采用俯卧的姿势,指压时,有强烈的压痛感。

【按摩】被按摩者俯卧,按摩者用拇指按顺时针方向按揉命门穴约2分钟,然后按逆时针方向按揉约2分钟,以局部出现酸、麻、胀感觉为佳。

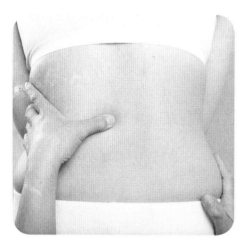

按揉志室穴

【定位】该穴位于腰部,当第2腰椎棘突下,旁开3寸(与肚脐中相对应处即为第2腰椎,其棘突下缘旁开4横指处为取穴部位)。

【按摩】被按摩者俯卧,按摩者用双手拇指按压志室穴1分钟,再按顺时针方向按揉约1分钟,然后按逆时针方向按揉约1分钟,以局部出现酸、麻、胀感觉为佳。

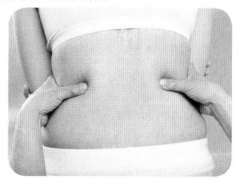

按揉腰眼穴

【定位】该穴位于腰部,当第4腰椎棘突下,旁开约3.5寸凹陷中。

【按摩】被按摩者俯卧,按摩者用双手拇指按压腰眼穴1分钟,再按顺时针方向按揉约1分钟,然后按逆时针方向按揉约1分钟,以局部出现酸、麻、胀感觉为佳。

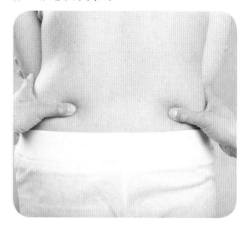

推擦八髎穴

【定位】该穴位于骶椎。包括上髎、次髎、中髎和下髎，左右共八个穴位，分别在第一、二、三、四骶后孔中，合称"八髎"。

【按摩】被按摩者屈肘前俯，坐在矮凳上，按摩者立其侧，手掌伸直，用掌面着力，紧贴骶部两侧皮肤，自上向下连续不断地直线往返摩擦5～10分钟。

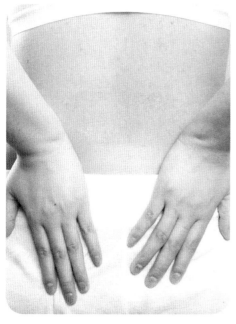

按揉夹脊穴

【定位】该穴位于背腰部，当第1胸椎至第5腰椎棘突下两侧，后正中线旁开0.5寸，一侧17个穴位，左右共34穴。

【按摩】被按摩者俯卧，按摩者大拇指伸开，用大拇指指端沿脊柱两侧的夹脊穴，从上到下点揉，次数根据病痛者感觉来定。

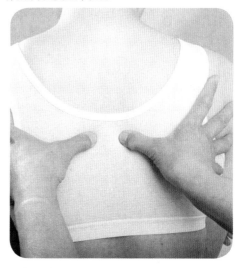

艾灸疗法

灸肾俞穴

【定位】该穴位于腰部，当第2腰椎棘突下，旁开1.5寸。与肚脐中相对应处即为第2腰椎，其棘突下缘旁开约2横指（食指、中指）处为取穴部位。

【艾灸】每日灸1次，每次灸10～20分钟，灸至皮肤产生红晕为止。

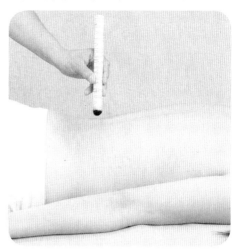

灸委中穴

【定位】该穴位于腘横纹中点，股二头肌腱与半腱肌腱中间，即膝盖里侧中央。

【艾灸】宜采用温和灸。每日灸1次，每次灸10～20分钟，灸至皮肤产生红晕为止。

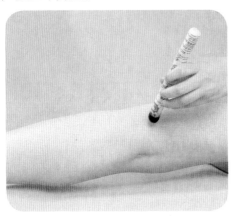

灸夹脊穴

【定位】该穴位于背腰部，当第1胸椎至第5腰椎棘突下两侧，后正中线旁开0.5寸，一侧17个穴位，左右共34穴。

【艾灸】回旋灸。每日灸1次，每次灸5～10分钟，灸至皮肤产生红晕为止。

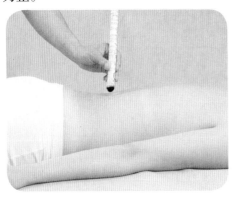

拔罐疗法

【定位】

肾俞：位于腰部，当第2腰椎棘突下，旁开1.5寸。与肚脐中相对应处即为第2腰椎，其棘突下缘旁开约2横指(食、中指)处为取穴部位。

腰阳关：位于腰部，当后正中线上，第4腰椎棘突下凹陷中。取穴时，俯卧位，腰部两髂嵴连线与后正中线相交处为取穴部位。

关元俞：位于身体骶部，当第5腰椎棘突下，左右旁开2指宽处。

次髎：位于骶部，当髂后上棘内下方，适对第2骶后孔处。取穴时俯卧，骨盆后面，从髂嵴最高点向内下方骶角两侧循摸一高骨突起，即是髂后上棘，与之平齐，髂骨正中突起处是第1骶椎棘突，髂后上棘与第2骶椎棘突之间即第2骶后孔，此为取穴部位。

委中：位于腘横纹中点，当股二头肌肌腱与半腱肌肌腱的中间。

承山：位于小腿后面正中，委中与昆仑之间，当伸直小腿或足跟上提时腓肠肌肌腹下出现尖角凹陷处。腘横纹中点至外踝尖平齐处连线的中点为取穴部位。

【拔罐】**方法一**：让患者取合适体位，将罐吸拔在肾俞、关元俞、腰阳关、次髎、委中、承山、腰部压痛点，留罐10～15分钟，待罐内皮肤充血或者有瘀血拔出时即可起罐。起罐后，对穴位皮肤进行消毒处理。这样的治疗每日 1 次，每次选择一侧穴位，第二次再拔另一侧穴位，交替进行。

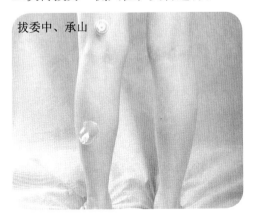

拔委中、承山

方法二：1. 让患者取侧卧位，对肾俞、委中、腰部压痛点进行消毒。肾俞是人体上的重要穴位，有强腰利水的功效。

2. 用三棱针点刺已消毒的穴位，以微微出血为度。在点刺过程中，患者要保持同一体位，不能乱动，以免影响治疗。

3. 把罐吸拔在点刺后的穴位上，留罐 10 ~ 15 分钟。起罐后，擦去血迹，并对穴位皮肤进行消毒，以免感染。

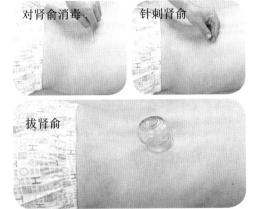

对肾俞消毒　　针刺肾俞

拔肾俞

腰椎间盘突出症

腰椎间盘突出症是骨伤科的常见病，也是中老年人的多发病，属于中医"腰腿痛""痹证"的范畴，中医认为是气滞血瘀、经脉不通，"不通则痛"。现代医学则认为其主要矛盾是椎间突出物挤压神经根，并在神经根周围引起无菌性炎症，而导致粘连形成，神经血供不良，兴奋阈减低，稍受刺激，即感疼痛。

本病的发生既与外伤导致气血瘀滞经络相关，又与肝肾亏虚致腰府功能失调，风、寒、湿热之邪乘虚而入有着密切联系。因风、寒、湿热之邪侵袭人之肢体、筋脉、肌肉、关节等部位，以致痹阻不通，气血不行，加之气血不足，肝肾亏虚，不荣则痛或伴有麻木，内外相合而致痹证。病久邪阻经络，气血津液运行受阻，或痹久正虚，气血津液运行迟涩，形成瘀血，或因猝然扭伤，瘀血阻滞经络，不通则痛。故依据症状及四诊合参分为气滞血瘀证，风、寒、湿阻证，湿热郁结证，肝肾亏虚证，气虚肾亏证。

辨证论治

1. 风湿痹阻

主证：腰腿痹痛重着，转侧不利，反复发作，阴雨天加重，痛处游走不

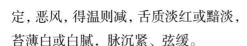

定，恶风，得温则减，舌质淡红或黯淡，苔薄白或白腻，脉沉紧、弦缓。

治法：祛风除湿，蠲痹止痛。

选方：薏苡仁汤（《类证治裁》）

组成：薏苡仁15克，白术（或苍术）、防风各6克，麻黄、桂枝、羌活、独活、川乌、草乌、川芎各4.5克，当归9克，生姜3片（原书未著用量，今据《中医方剂手册》辑入）。

用法：水煎服。每日1剂，日服2次。

加减：若湿气偏甚，再加防己、萆薢，以加强祛湿利痹之功。

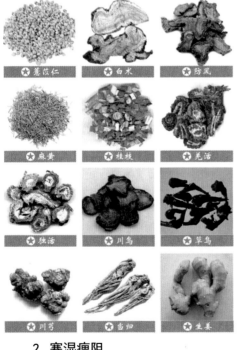

★薏苡仁　★白术　★防风
★麻黄　★桂枝　★羌活
★独活　★川乌　★草乌
★川芎　★当归　★生姜

2. 寒湿痹阻

主证：腰腿部冷痛重着，转侧不利，痛有定处，虽静卧亦不减或反而加重，日轻夜重，遇寒痛增，得热则减，小便利，大便溏，舌质胖淡，苔白腻，脉弦紧、弦缓或沉紧。

治法：温经散寒，祛湿通络。

选方：腰突汤（《治验百病良方》）

组成：麻黄20克，桂枝、威灵仙各30克，乳香、没药各50克，制马钱子60克，土鳖虫、蜈蚣、全蝎各40克，僵蚕、红花、桃仁各45克，苍术、生甘草各35克。

用法：将上药共研极细末，装入胶囊，每粒重0.25克。每服3～4粒，于睡前1小时服药1次，以黄酒兑少量白开水送服。

首周服用3～4粒/日，无明显反应，增加至5～6粒，最多不超过7粒。1个月为1疗程。如疗效不显著，可停药5天，继服下1疗程。

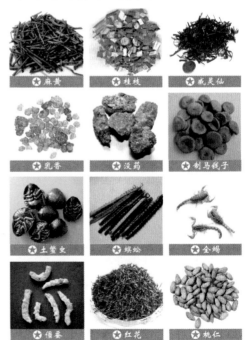

★麻黄　★桂枝　★威灵仙
★乳香　★没药　★制马钱子
★土鳖虫　★蜈蚣　★全蝎
★僵蚕　★红花　★桃仁

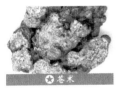

★苍术

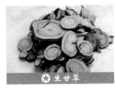

★生甘草

3. 气滞血瘀

主证：腰部有外伤史，腰腿痛剧烈，痛有定处，刺痛，腰部板硬，俯仰活动艰难，痛处拒按，舌质黯紫，或有瘀斑，舌苔薄白或薄黄，脉沉涩。

治法：行气活血，通络止痛。

选方：止痛散（《临床验方集》）

组成：乌梢蛇、土鳖虫、蜈蚣、全蝎、延胡索各 15 克，细辛 9 克。

用法：上药共研细末，贮瓶备用。每次服 3 ~ 5 克，日服 2 次，白酒或温开水送服。

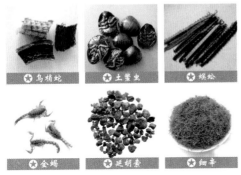

★乌梢蛇　★土鳖虫　★蜈蚣

★全蝎　★延胡索　★细辛

4. 肝肾阴虚

主证：腰腿酸痛绵绵，乏力，不耐劳，劳则加重，卧则减轻，形体瘦削，面色潮红，心烦失眠，口干，手足心热，小便黄赤，舌红少津，脉弦细数。

治法：滋阴补肾，强筋壮骨。

选方：鹿鳖壮督汤（赵和平方）

组成：鹿角、鳖甲、续断、杜仲、徐长卿各 15 克，淫羊藿、生地黄、杭白芍、鸡血藤、合欢皮各 30 克，土鳖虫、白僵蚕各 10 克，蜈蚣 1 条，延胡索 20 克。

用法：上药水煎 3 次，将 3 次药汁混匀，分 3 次温服，每日 1 剂。

加减：颈椎不适者加葛根、羌活；腰椎强痛者加狗脊、桑寄生；下肢痛者加牛膝、独活；跟骨痛者加土鳖虫、木瓜；痛甚可加制乳香、制没药。

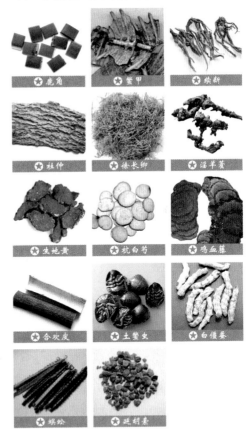

★鹿角　★鳖甲　★续断

★杜仲　★徐长卿　★淫羊藿

★生地黄　★杭白芍　★鸡血藤

★合欢皮　★土鳖虫　★白僵蚕

★蜈蚣　★延胡素

按摩疗法

按揉肾俞穴

【定位】该穴位于腰部,当第2腰椎棘突下,旁开1.5寸。

【按摩】用双手拇指重叠按压肾俞穴1～2分钟,再按顺时针方向按揉约1分钟,然后按逆时针方向按揉约1分钟,以局部出现酸、麻、胀感觉为佳。

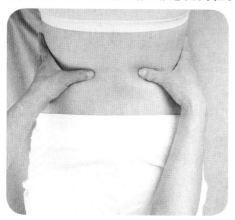

按揉命门穴

【定位】该穴位于腰部,当后正中线上,第2腰椎棘突下凹陷处。

【按摩】用拇指按顺时针方向按揉命门穴约2分钟,然后按逆时针方向按揉约2分钟,以局部出现酸、麻、胀感觉为佳。

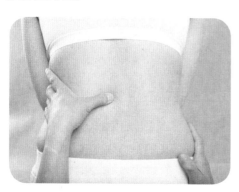

擦按环跳穴

【定位】位于股外侧部,侧卧屈股,当股骨大转子最凸点与骶管裂孔连线的外1/3与中1/3交点处。

【按摩】用手掌大鱼际擦按环跳穴5～6分钟,力度由轻至重再至轻,手法连贯,以局部出现酸、麻、胀感觉为佳。

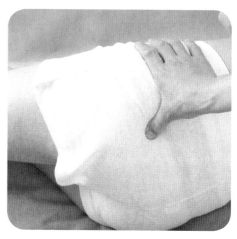

推擦八髎穴

【定位】该穴位于骶椎。包括上髎、次髎、中髎和下髎,左右共八个穴位,分别在第一、二、三、四骶后孔中,合称"八髎"。

【按摩】手掌伸直,用掌面着力,紧贴骶部两侧皮肤,自上向下,连续不断地直线往返,摩擦5～10分钟。

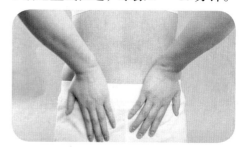

按摩以上穴位有利腰腿、通经络的作用，可改善腰腿痛、髋关节疼痛、腰椎间盘突出等症状。

拔罐疗法

【定位】

肾俞：位于腰部，当第2腰椎棘突下，旁开1.5寸。与肚脐中相对应处即为第2腰椎，其棘突下缘旁开约2横指（食、中指）处为取穴部位。

大肠俞：位于腰部，当第4腰椎棘突下，旁开1.5寸。两侧髂前上棘之连线与脊柱之交点即为第4腰椎棘突下，其旁开约2横指（食、中指）处为取穴部位。

八髎：位于骶椎。包括上髎、次髎、中髎和下髎，左右共八个穴位，分别在第一、二、三、四骶后孔中，合称"八髎"。

承扶：位于大腿后面，臀下横纹的中点。

委中：位于腘横纹中点，当股二头肌肌腱与半腱肌肌腱的中间。

承山：位于小腿后面正中，委中与昆仑之间，当伸直小腿或足跟上提时腓肠肌肌腹下出现尖角凹陷处。腘横纹中点至外踝尖平齐处连线的中点为取穴部位。

居髎：位于髋部，当髂前上棘与股骨大转子最凸点连线的中点处。

环跳：位于股外侧部，侧卧屈股，当股骨大转子最凸点与骶骨裂孔的连线的外1/3与中1/3交点处。取穴时，侧卧位，下面的腿伸直，以拇指指关节横纹按在大转子头上，拇指指向尾骨尖端，当拇指尖所指处为取穴部位。

【拔罐】**方法一**：让患者取俯卧位，选择适合的罐具，把罐吸拔于腰部压痛点、肾俞、大肠俞、八髎、环跳、居髎、承扶、委中、承山，留罐15～20分钟，每日治疗1次，10次为1个疗程。治疗过程中也可选择部分穴位拔罐，根据自身体质和承受力而定。

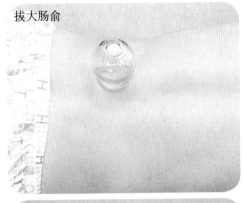

拔大肠俞

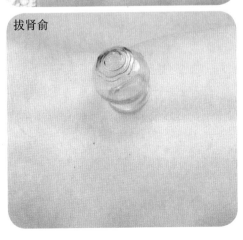

拔肾俞

方法二：1. 让患者保持俯卧位，先对腰部压痛点进行消毒。施罐者要缓解患者情绪，避免患者过于紧张。

2. 消毒后，用已消毒的三棱针点刺腰部压痛点，至皮肤点状出血。建议施罐者要会针法，以免对患者健康不利。

3. 叩刺后立即拔罐，留罐 15～20 分钟，使拔出少量瘀血，起罐后擦净皮肤上的血液，再涂上龙胆紫药水即可，每日 1 次，5 次为 1 个疗程。

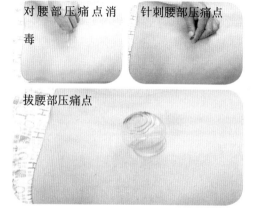

对腰部压痛点消毒　针刺腰部压痛点

拔腰部压痛点

坐骨神经痛

坐骨神经痛是指坐骨神经通路及其分布区内的疼痛综合征。分原发性和继发性两类。前者由于感染、受寒及中毒等直接损害坐骨神经而致，临床较少见。后者由于神经通路附近组织病变对坐骨神经产生刺激、压迫、粘连或破坏所致。主要临床表现：腰、臀、大腿后侧、小腿外侧、足背外侧等处发生放散性、烧灼样或刀割样疼痛，疼痛常因行走、咳嗽、喷嚏等活动牵拉坐骨神经而使疼痛加剧。

中医认为本病可因触冒风寒，邪阻经络，稽留腠理；也可由于病症日久，肝肾两虚，寒湿侵袭，邪留肌腠，脏腑经络失养；亦可因经络瘀滞，气血凝滞，不通则痛。属于中医"痛证"范畴。

辨证论治

必须在临症上辨别清楚，疗效才能显著。坐骨神经痛的治疗原则是：益气补血，祛风散寒，活血化瘀，祛湿通络。

1. 风寒湿邪，侵袭经络

主证：一侧下肢疼痛，疼痛由臀部向足背部放散，受寒后痛剧，呈烧灼、刀割样，并在夜间加重。

治法：祛风散寒，利湿活络。

选方：小活络丹（《太平惠民和剂局方》）加减。

组成：川乌、草乌、乳香、没药各 10 克，桂枝、胆南星、乌梢蛇肉、宣木瓜、赤芍、寻骨风各 12 克，细辛 3 克，汉防己 30 克，怀牛膝 15 克，全蝎 6 克。

用法：水煎服。

★川乌　　★草乌　　★乳香

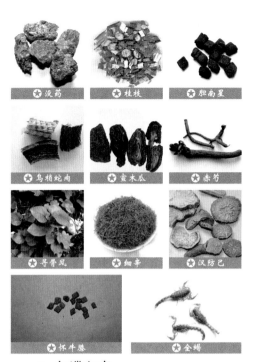

★没药　★桂枝　★胆南星

★乌梢蛇肉　★宣木瓜　★赤芍

★寻骨风　★细辛　★汉防己

★怀牛膝　★全蝎

2. 气滞血瘀

主证：一侧腿痛，疼痛绵绵不已，伴麻木不仁，伸屈不利，疼痛固定不移，夜间尤甚。

治法：温经活血，化瘀止痛。

选方：桃红四物汤（《医宗金鉴》）。

组成：当归、川芎、赤芍、生地黄、桃仁各9克，红花6克，茯苓15克，猪苓、泽泻、白术、桂枝、贝母各9克。

用法：水煎服。

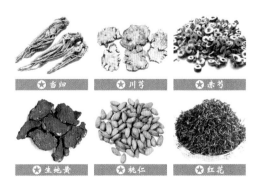

★当归　★川芎　★赤芍

★生地黄　★桃仁　★红花

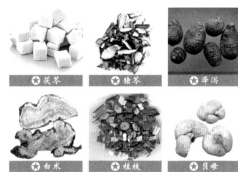

★茯苓　★猪苓　★泽泻

★白术　★桂枝　★贝母

艾灸疗法

灸夹脊穴

【定位】该穴位于背腰部，当第1胸椎至第5腰椎棘突下两侧，后正中线旁开0.5寸，一侧17个穴位，左右共34穴。

【艾灸】回旋灸。每日灸1次，每次灸5～10分钟，灸至皮肤产生红晕为止。

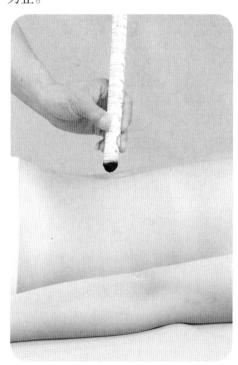

灸秩边穴

【定位】该穴位于臀部，平第 4 骶后孔，骶正中嵴旁开 3 寸。取穴时，俯卧位，胞肓直下，在骶管裂孔旁开 3 寸处取穴。

【艾灸】每日灸 1 次，每次灸 5 ~ 10 分钟，灸至皮肤产生红晕为止。

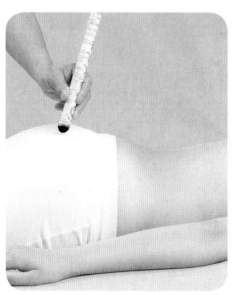

灸环跳穴

【定位】该穴位于股外侧部，侧卧屈股，当股骨大转子最凸点与骶骨裂孔连线的外 1/3 与中 1/3 交点处。取穴时，侧卧位，下面的腿伸直，以拇指指关节横纹按在大转子头上，拇指指向尾骨尖端，当拇指尖所指处为取穴部位。

【艾灸】回旋灸。每日灸 1 次，每次灸 5 ~ 10 分钟，灸至皮肤产生红晕为止。

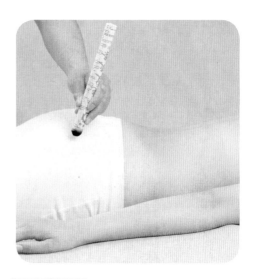

拔罐疗法

【定位】

气海俞：位于腰部，当第 3 腰椎棘突下，旁开 1.5 寸。取穴时俯卧，与肚脐中相对应处即为第 2 腰椎，第 2 腰椎往下摸 1 个椎体，即为第 3 腰椎，其棘突下缘旁开约 2 横指（食指、中指）处为取穴部位。

关元俞：位于身体骶部，当第 5 腰椎棘突下，左右旁开 2 指宽处。

秩边：位于臀部，平第 4 骶后孔，骶正中嵴旁开 3 寸。取穴时俯卧，胞肓直下，在骶管裂孔旁开 3 寸处取穴。

殷门：位于大腿后面，当承扶与委中的连线上，承扶下 6 寸。

气海：位于下腹部，前正中线上，当脐中下 1.5 寸。取穴时，可采用仰卧的姿势，直线连结肚脐与耻骨上方，将其分为十等分，从肚脐 3/10 的位置，即为此穴。

居髎：位于髋部，当髂前上棘与股骨大转子最凸点连线的中点处。

环跳：位于股外侧部，侧卧屈股，当股骨大转子最凸点与骶骨裂孔连线的外 1/3 与中 1/3 交点处。取穴时侧卧位，下面的腿伸直，以拇指指关节横纹按在大转子头上，拇指指向尾骨尖端，当拇指尖所指处为取穴部位。

【拔罐】方法一：1. 让患者取侧卧位，对气海、环跳、殷门、关元俞、居髎进行消毒。施治过程中，拔罐者要和患者交流，以缓解其紧张情绪。

2. 用三棱针在已消毒的穴位上点刺，以皮肤潮红或微微出血为度。注意有出血倾向或体质虚寒的人不宜用刺络拔罐法。

3. 将罐吸拔在点刺过的穴位上，留罐 10 ~ 15 分钟。起罐后，擦去血迹，并对穴位皮肤进行消毒处理。这样的治疗隔日 1 次。

方法二：1. 让患者取侧卧位，对气海俞、环跳、殷门、关元俞、秩边、居髎进行消毒。要求施罐者能够熟练使用针灸疗法。

2. 把毫针刺入已消毒的穴位中，留针。注意针柄不要过长，以免触及罐底插入体内。针刺的深度一定要把握准确，以免影响治疗。

3. 把罐吸拔在留针穴位上。留罐 10 分钟。起罐后，轻轻把针拔出。然后对穴位皮肤进行消毒。

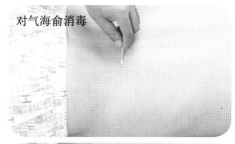

对气海俞消毒

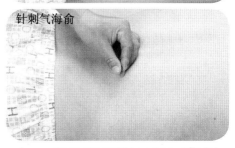

针刺气海俞

拔气海

刮痧疗法

刮拭背腰部肝俞穴、肾俞穴、命门穴、关元俞穴、中髎穴、秩边穴

【定位】

肝俞：位于背部，第 9 胸椎棘突下，旁开 1.5 寸。由平双肩胛骨下角之椎骨（第 7 胸椎），往下推 2 个椎骨，即第 9 胸椎棘突下缘，左右旁开约 2 横指（食指、中指）处为取穴部位。

肾俞：位于腰部，第 2 腰椎棘突下，旁开 1.5 寸。与肚脐中相对应处即为第 2 腰椎，其棘突下缘左右旁开约 2 横指（食指、中指）处为取穴部位。

命门：位于腰部，后正中线上，第2腰椎棘突下凹陷处。取穴时采用俯卧的姿势，指压时，有强烈的压痛感。

关元俞：位于骶部，第5腰椎棘突下，左右旁开2指宽处。

中髎：位于骶部，次髎下内方，适对第3骶后孔处。

秩边：位于臀部，平第4骶后孔，骶正中嵴旁开3寸。取穴时，俯卧位，胞肓直下，在骶管裂孔旁开3寸处取穴。

【刮拭】

用面刮法从上向下刮拭腰背部肝俞穴、肾俞穴、命门穴、关元俞穴、中髎穴、秩边穴。

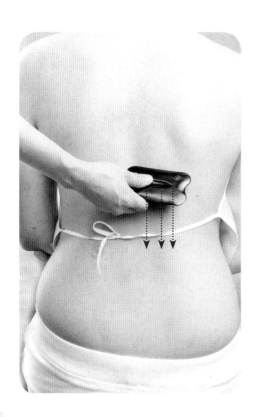

类风湿关节炎

类风湿关节炎是最常见的炎性关节病，是一种以对称性多关节炎为主要表现的异质性、慢性、全身性自身免疫病，以侵犯四肢可动关节为主。基本病理改变为滑膜炎，关节滑膜异常增生形成绒毛状突入关节腔，侵蚀关节软骨、软骨下骨、韧带、肌腱等组织，破坏关节软骨、骨和关节囊，最终导致关节畸形和功能丧失，是使患者丧失劳动能力和致残的主要原因之一。

中医学虽无类风湿性关节炎的病名，但根据其临床表现可归属于"痹证""历节风"等。历代医家对痹证论述非常详尽。根据《济生方》"皆因体虚，腠理空疏，受风寒湿气而成痹也"及《类证治裁》"诸痹……良由营气先虚，腠理不密，风寒湿乘虚内袭，正气为邪所阻……久而成痹"的理论，结合临床实践治验，认为类风湿是以正气内虚、元气不足(禀赋不足，肝肾亏损，气血亏虚)为致病的基础，复因起居失常，劳累过度，产后体虚等因素，导致卫阳不固，腠理疏松，寒湿邪乘虚而入，搏结于筋骨、经络、关节、肌肉、痹阻不通，不通则痛，乃成痹证。类风湿患者除有关节肿胀重着、疼痛、皮下结节、畸形等局部表现外，还有乏力，面色苍白，食欲减退，形体消瘦，低热等。从全身症状来看，本病系全身属虚（气虚、血虚、阳虚），局部属实（寒凝、血瘀、痰阻），本虚标实的疾病，所以益气温阳，养血通络，补益肝肾以扶正，活血化痰以祛邪是本病的基本治则。

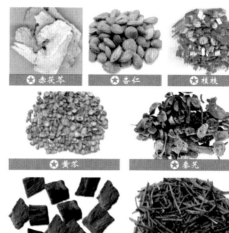

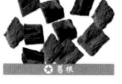
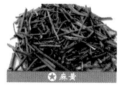

辨证论治

1. 风寒痹阻证

主证：肢体关节冷痛，游走不定，遇寒则痛剧，得热则痛减，局部皮色不红，触之不热，关节屈伸不利，恶风畏寒。舌质淡红或舌苔薄白，脉弦缓或弦紧，或浮。

治法：祛风散寒，温经通络。

选方：防风汤（《宣明论》）加减。

组成：防风、甘草、当归、赤茯苓、杏仁、桂枝各30克，黄芩、秦艽、葛根各9克，麻黄15克。

用法：上药研末。每用15克，加大枣3枚，生姜5片，水煎服。也可改用饮片作汤剂水煎服，各药用量适量。

加减：若见周身治疗游走性疼痛，加威灵仙、防己、络石藤、桑枝；发于上肢，加羌活、姜黄；发于下肢，加独活、牛膝；恶寒发热、身有汗出者，去麻黄，加芍药。

2. 风湿痹阻证

主证：肢体关节肌肉疼痛、重着、游走不定，或有肿胀，恶风，汗出，头痛，发热，肢体沉重，小便不利。舌质淡红，舌苔薄白或腻，脉浮缓或濡缓。

治法：祛风除湿，通络止痛。

选方：蠲痹汤（《百一选方》）加减。

组成：羌活、姜黄、当归、蜜炙黄芪、赤芍、防风各9克，炙甘草3克。

用法：加生姜3片，水煎服。

加减：偏湿胜者，可加防己、薏苡仁、苍术；兼寒者，加制附子；痛在上肢者，可加桑枝、桂枝；痛在下肢者，可加牛膝、续断。

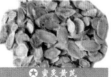
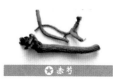

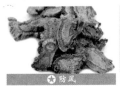

⭐防风

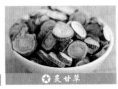

⭐炙甘草

3. 寒湿痹阻证

主证：关节肿胀疼痛，痛有定处，晨僵屈伸不利，遇寒则痛剧，局部畏寒怕冷。舌苔薄白，脉浮紧或沉紧。

治法：疏风散寒，祛湿通络。

选方：乌头汤（《金匮要略》）加减。

组成：川乌 5 克，麻黄 6 克，黄芪 15 克，芍药、甘草各 10 克。

用法：水煎取药汁。每日 1 剂，分次服用。

加减：病在上肢可加桑枝、桂枝；病在下肢可加独活、牛膝。

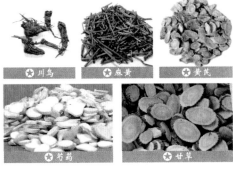

⭐川乌　⭐麻黄　⭐黄芪

⭐芍药　⭐甘草

4. 风湿热郁证

主证：关节红肿疼痛如燎，晨僵，活动受限。兼有恶风发热，有汗不解，心烦口渴，便干尿赤。舌质红，苔黄或燥，脉滑数。

治法：疏风清热，除湿通络。

选方：宣痹汤（《温病条辨》）加减。

组成：防己、杏仁、薏苡仁、滑石各 15 克，连翘、栀子、半夏（醋炒）、晚蚕沙各 9 克，赤小豆皮 9～15 克。

用法：水煎服。每日 1 剂，日服 2 次。

加减：热盛可加石膏、知母；湿重可加苍术、萆薢；风盛可加羌活、防风、秦艽。

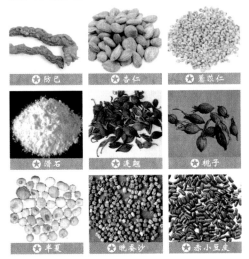

⭐防己　⭐杏仁　⭐薏苡仁

⭐滑石　⭐连翘　⭐栀子

⭐半夏　⭐晚蚕沙　⭐赤小豆皮

5. 寒热错杂证

主证：肢体肌肉关节红肿热痛，但局部畏寒，或自觉发热而触之不热；或肢体关节屈伸不利，得温则舒，甚则关节僵硬、变形，但发热恶寒、咽痛明显、小便黄，大便干，舌质红、苔白或舌淡苔黄，脉弦数或弦紧。

治法：温经散寒，清热除湿。

选方：桂枝芍药知母汤（《金匮要略》）加减。

组成：桂枝、芍药、知母、麻黄、白术、防风、附子各 9 克，生姜 3 克，甘草 6 克。

用法：水煎服。每日 1 剂，日服 2

次。方中附子先煎 30 分钟。

加减：热重可加生石膏、黄芩、忍冬藤以清热；寒盛可加羌活、川芎、细辛以温经通络；关节疼痛明显可加用全蝎、蜈蚣等虫类药以通络止痛。

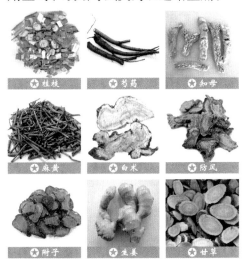

6. 热毒痹阻证

主证：关节红肿疼痛明显，得冷则舒，壮热烦渴，面赤咽红，溲赤便秘，舌红或红绛，苔黄或黄腻，脉滑数或弦数。

治法：清热解毒，凉血通络。

选方：清瘟败毒饮（《疫疹一得》）加减。

组成：生石膏 15 ~ 60 克，生地黄 9 ~ 30 克，犀角（水牛角 3 倍量易犀角）1 ~ 3 克，黄连 3 ~ 9 克，山栀子、黄芩、知母、赤芍、玄参、连翘、牡丹皮各 9 克，桔梗、甘草、鲜竹叶各 6 克。

用法：水煎服。

加减：高热不退可加羚羊角清热；

大便不通可加大黄以通腑泄热；关节红肿明显可加用忍冬藤、桑枝、板蓝根等以清热解毒通络。

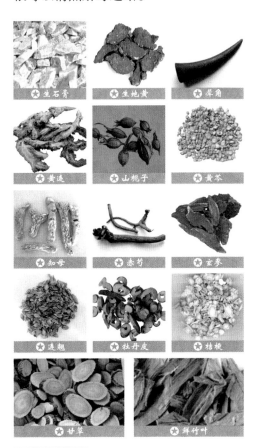

拔罐疗法

【定位】

大椎：位于颈部下端，背部正中线上，第 7 颈椎棘突下凹陷中。取穴时正坐低头，可见颈背部交界处椎骨有一高突，并能随颈部左右摆动而转动者即是第 7 颈椎，其下为大椎穴。

身柱：位于背部，当后正中线上，第 3 胸椎棘突下凹陷中。

膈俞：位于背部，当第 7 胸椎棘

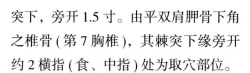

突下，旁开 1.5 寸。由平双肩胛骨下角之椎骨（第 7 胸椎），其棘突下缘旁开约 2 横指（食、中指）处为取穴部位。

脾俞：位于背部，当第 11 胸椎棘突下，旁开 1.5 寸。与肚脐中相对应处即为第 2 腰椎，由第 2 腰椎往上摸 3 个椎体，即为第 11 胸椎，其棘突下缘旁开约 2 横指（食、中指）处为取穴部位。

三焦俞：位于腰部，当第一腰椎棘突下，左右旁开 2 指宽处。

肾俞：位于腰部，当第 2 腰椎棘突下，旁开 1.5 寸。与肚脐中相对应处即为第 2 腰椎，其棘突下缘旁开约 2 横指（食、中指）处为取穴部位。

腰阳关：位于腰部，当后正中线上，第 4 腰椎棘突下凹陷中。取穴时，俯卧位，腰部两髂嵴连线与后正中线相交处为取穴部位。

外关：位于手背腕横纹上 2 寸，尺桡骨之间，阳池与肘尖的连线上。

关元：位于下腹部，前正中线上，在脐中下 3 寸。

气海：位于下腹部，前正中线上，当脐中下 1.5 寸。取穴时，可采用仰卧的姿势，直线连结肚脐与耻骨上方，将其分为十等分，从肚脐 3/10 的位置，即为此穴。

环跳：位于股外侧部，侧卧屈股，当股骨大转子最凸点与骶骨裂孔连线的外 1/3 与中 1/3 交点处。取穴时侧卧位，下面的腿伸直，以拇指指关节横

纹按在大转子头上，拇指指向尾骨尖端，当拇指尖所指处为取穴部位。

血海：位于大腿内侧，髌底内侧端上 2 寸，当股四头肌内侧头的隆起处。取穴时，坐位，屈膝成 90°，医者立于患者对面，用左手掌心对准右髌骨中央，手掌伏于其膝盖上，拇指尖所指处为取穴部位。

昆仑：位于外踝后方，当外踝尖与跟腱之间的凹陷处。

【拔罐】**方法一**：拔罐方法。

有四组穴位：①大椎、膈俞、脾俞、血海、气海；②外关；③环跳、昆仑；④身柱、腰阳关。如果是上肢有病证，就取①②组穴位；如果是下肢有病证，就取①③组穴位；如果是脊柱有病证就取①④组穴位。根据患者病情选择对应的穴位，然后让患者选择什么样的体位，各穴拔罐后留罐 10 分钟，每日 1 次，5 次为 1 个疗程。

方法二：针刺后拔罐

1. 让患者取舒适体位，对关元、肾俞进行消毒。施罐者要安抚患者情绪，消除其紧张心理。

2. 用毫针刺入已消毒穴位，得气后留针 10 分钟左右。此步骤要求施罐者必须会针法，懂得一定的医疗知识，否则具有一定的危险性。

3. 出针后，把罐吸拔在针刺过的穴位上。留罐 10 ~ 15 分钟。留罐过程中，皮肤有牵拉发胀感都属正常反

应，不用紧张。

4.起罐后，用艾条再熏烤关元、肾俞 10 分钟，以皮肤潮红为度。这样的治疗隔日 1 次，5 次为 1 个疗程。此方法对寒邪引起的类风湿关节炎疗效好。

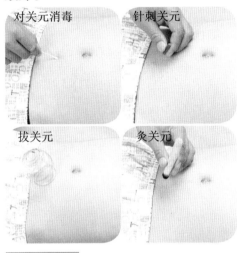

对关元消毒　针刺关元

拔关元　灸关元

刮痧疗法

刮拭背腰部大椎穴、腰俞穴

【定位】

大椎：位于颈部下端，背部正中线上，第 7 颈椎棘突下凹陷中。取穴时正坐低头，可见颈背部交界处椎骨有一高突，并能随颈部左右摆动而转动者即是第 7 颈椎，其下为大椎穴。

腰俞：位于骶部，后正中线上，正对骶管裂孔。

【刮拭】

用面刮法从上向下刮拭大椎穴至腰俞穴段。

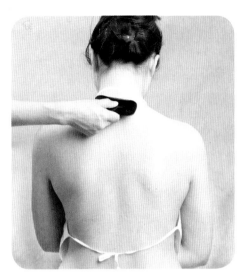

刮拭腰部肾俞穴

【定位】位于腰部，第 2 腰椎棘突下，旁开 1.5 寸。与肚脐中相对应处即为第 2 腰椎，其棘突下缘左右旁开约 2 横指 (食、中指) 处为取穴部位。

【刮拭】

用面刮法从上向下刮拭肾俞穴。

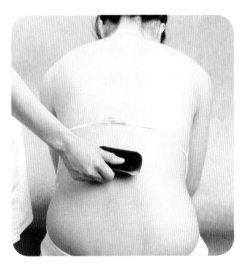

膝关节炎

膝关节炎也被称为膝骨性关节炎或退行性关节炎，它是一种常见病，多发生于 40 岁以上的中老年人中，女性患病率高于男性。膝关节炎的病因比较复杂，包括慢性损伤、肥胖、老化、超负荷运动、饮食、性别、种族、环境、细胞因子以及免疫因素等等。

膝关节炎属于中医"痹症""骨痹""膝痹"范围，其病因主要由于年老体虚，加以外邪侵袭而发病。中医认为当人近 50 岁时，肝肾气血衰少，而肝主筋、肾主骨，与筋骨的关系非常密切，肝血不能养筋，肾精不能充骨，加以正气虚弱，不能抵抗风、寒、湿等外邪，风、寒、湿三气夹杂乘虚而入，导致发病。

辨证论治

1. 寒湿阻滞型

主证：分为两种证型，包括寒胜痛痹证，表现为肢体关节痛剧，固定不移，遇寒痛甚，得热痛减，重者关节屈伸不利，舌苔淡白，脉弦紧或沉迟。其次是湿胜着痹证，表现为关节沉重酸胀疼痛，重者关节肿胀散漫，重着不移，四肢活动不便，舌质淡，苔白腻，脉濡缓。

治法：祛风散寒。

选方：羌活胜湿汤（《内外伤辨惑论》）。

组成：羌活、独活各 6 克，藁本、防风、川芎、炙甘草各 45 克，蔓荆子 3 克。

用法：水煎温服。每日 1 剂，空腹每日服 2 次。

加减：关节热痛者，加防己、苍术、桂枝、生石膏；风湿痹痛，加秦艽、防己。

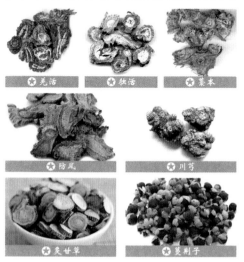

★羌活　　★独活　　★藁本

★防风　　★川芎

★炙甘草　　★蔓荆子

2. 湿热蕴结型

主证：膝关节局部灼热、红肿，痛不可触，得冷则舒，或有皮下结节或红斑，可伴有发热、汗出、口渴等，舌质红，苔黄或黄腻，脉滑数或浮数。

治法：通络止痛。

选方：大秦艽汤（《素问·病机气宜保命集》）。

组成：秦艽 90 克，甘草、川芎、当归、白芍、石膏、独活各 60 克，羌活、防风、黄芩、白芷、白术、生地黄、熟地黄、茯苓各 30 克，细辛 15 克。

用法：上药研为粗末。每服 30 克，

水煎服。现多用饮片水煎服，各药用量按常规剂量酌减。

加减：原书注称："如遇天阴天寒，加生姜3片煎；如心下痞，加枳实3克煎；春夏时，加知母2克。"

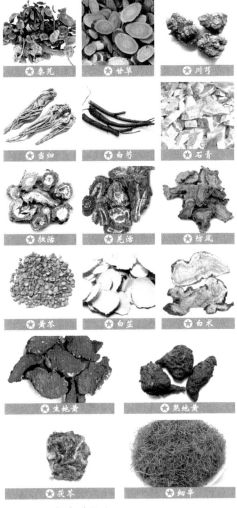

★泰艽　★甘草　★川芎

★当归　★白芍　★石膏

★独活　★羌活　★防风

★黄芩　★白芷　★白术

★生地黄　★熟地黄

★茯苓　★细辛

3. 痰瘀痹阻证

主证：痹证日久，肌肉关节刺痛，固定不移，或关节肌肤紫暗、肿胀，按之较硬，肢体顽麻或重着，或关节僵硬变形，屈伸不利有硬结、瘀斑，面色暗，舌质紫暗，或有瘀斑，苔白腻，脉弦涩。

治法：化痰散瘀。

选方：双合汤（《回春》）加减。

组成：当归、川芎、白芍、生地黄、陈皮、半夏（姜汁炒）、茯苓、白芥子各3克，桃仁（去皮去尖）2.4克，红花、甘草各1克。

用法：上锉1剂，加姜10片，水煎。入竹沥、姜汁同服。

加减：若症状较严重者，加丹参、牛膝、鸡血藤或蜈蚣、地龙、全蝎等虫类药；若痰瘀化热者，加黄芩、黄柏、牡丹皮。

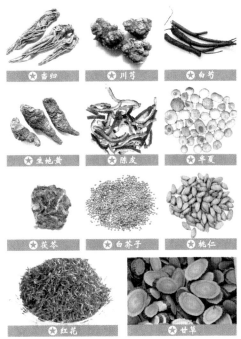

★当归　★川芎　★白芍

★生地黄　★陈皮　★半夏

★茯苓　★白芥子　★桃仁

★红花　★甘草

4. 肝肾亏损型

主证：痹证日久不愈，关节屈伸不利，肌肉瘦削，腰膝酸软；或畏寒肢冷，五心烦热，舌质淡红，苔薄白或少津，脉沉迟或细数。

治法：补益肝肾。

选方：补肾壮筋汤（《伤科补要》）。

组成：熟地黄、山茱萸各15克，青皮6克，白芍、续断、杜仲、当归、茯苓、五加皮、牛膝各10克。

用法：水煎服。

加减：若加龟胶、枸杞子则更增筋骨之力；气虚可加党参、黄芪、白术。

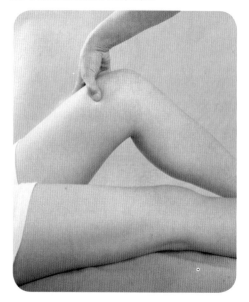

❀熟地黄　❀山茱萸　❀青皮

❀白芍　❀续断　❀杜仲

❀当归　❀茯苓

❀五加皮　❀牛膝

按摩疗法

按揉血海穴

【定位】该穴位于大腿内侧，髌底内侧端上2寸，当股四头肌内侧头的隆起处。取穴时，坐位，屈膝成90°，医者立于患者对面，用左手掌心对准患者右髌骨中央，手掌伏于其膝盖上，拇指尖所指处为取穴部位。

【按摩】按摩者用双手拇指按顺时针方向按揉血海穴约1分钟，然后按逆时针方向按揉约1分钟，以局部出现酸、麻、胀感觉为佳。按摩的时间最好选在每天上午9～11点，效果最好，因为这个时段是脾经经气的旺时，人体阳气呈上升趋势，所以按揉此穴就可以达到最好的效果。

点揉膝眼穴

【定位】该穴位于膝盖骨髌韧带两侧凹陷处，在内侧的称内膝眼，在外侧的称外膝眼。取穴时，患者应采用正坐的取穴姿势，膝眼穴位于髌部，取穴时将膝盖折成直角时，在它的下面凹陷处即是。

【按摩】按摩者用双手拇指、食指两指点揉膝眼穴1分钟，以局部出现酸、麻、胀感觉为佳。

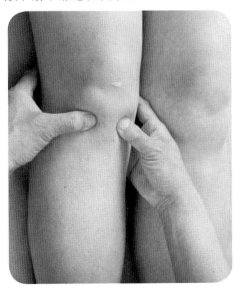

点揉委中穴

【定位】该穴位于膝盖后面腘横纹中点，当股二头肌腱与半腱肌肌腱的中间。

【按摩】被按摩者俯卧，按摩者用两手拇指端按压两侧委中穴，力度以稍感酸痛为宜，一压一松为1次，连做10 ~ 20次。然后用两手拇指指端置于两侧委中穴处，顺、逆时针方向各揉10次。

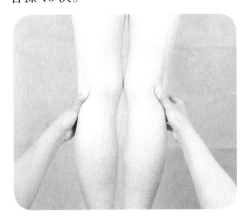

按揉阴陵泉穴

【定位】该穴位于小腿内侧，当胫骨内侧髁后下方凹陷处。取穴时，坐位，用拇指沿小腿内侧骨内缘（胫骨内侧）由下往上推，至拇指抵膝关节下时，胫骨向内上弯曲之凹陷为取穴部位。

【按摩】被按摩者坐位或仰卧，膝盖稍弯曲，按摩者用拇指按顺时针方向按揉阴陵泉穴约2分钟，然后按逆时针方向按揉约2分钟，以局部出现酸、麻、胀感觉为佳。

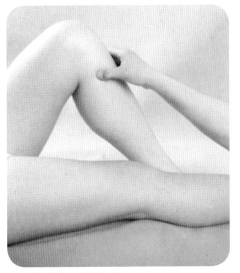

点按阳陵泉穴

【定位】该穴位于小腿外侧，当腓骨头前下方凹陷处。取穴时，坐位，屈膝成90°，膝关节外下方，腓骨小头前缘与下缘交叉处的凹陷，为取穴部位。

【按摩】被按摩者俯卧，按摩者站于一旁，用拇指指腹按顺时针方向按揉阳陵泉穴约2分钟，然后按逆时针方向按揉约 2 分钟，以局部出现酸、麻、胀感觉为佳。

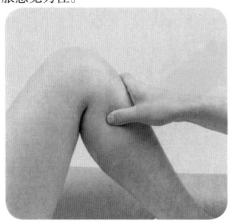

按揉足三里穴

【定位】该穴位于外膝眼下 3 寸，距胫骨前嵴 1 横指，当胫骨前肌上。取穴时，由外膝眼向下量 4 横指，在腓骨与胫骨之间，由胫骨旁量 1 横指，该处即是。

【按摩】被按摩者膝盖稍弯曲，按摩者用拇指按顺时针方向按揉足三里穴约 2 分钟，然后按逆时针方向按揉约 2 分钟，以局部出现酸、麻、胀感觉为佳。

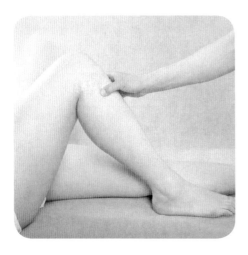

刮痧疗法

刮拭下肢膝眼穴

【定位】位于髌韧带两侧凹陷处。内侧的称内膝眼，外侧的称外膝眼。

【刮拭】

用点按法点按双膝膝眼穴。

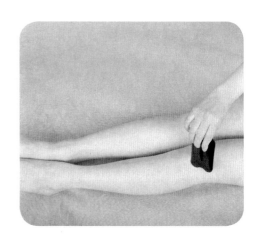

刮拭下肢鹤顶穴

【定位】位于膝上部，屈膝，髌底的中点上方凹陷处。

【刮拭】

用面刮法从鹤顶穴上方向膝下方滑动刮拭。

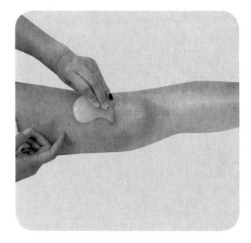

刮拭下肢梁丘穴、膝阳关穴、足三里穴、阳陵泉穴

【定位】

梁丘：位于大腿前面，髂前上棘与髌底外侧端连线上，髌底上2寸。取穴时，下肢用力蹬直，髌骨外上缘上方可见一凹陷，此凹陷正中处为取穴部位。

膝阳关：位于膝外侧，股骨外上髁上方的凹陷处。

足三里：位于小腿前外侧，犊鼻下3寸，距胫骨前缘1横指（中指）处。取穴时，站位，用同侧手张开虎口围住髌骨上外缘，余4指向下，中指尖处为取穴部位。

阳陵泉：位于小腿外侧，腓骨头前下方凹陷处。取穴时，坐位，屈膝成90°，膝关节外下方，腓骨小头前缘与下缘交叉处的凹陷，为取穴部位。

【刮拭】

用面刮法从上向下刮拭膝关节外上方梁丘穴，再刮拭足三里穴，膝阳关穴至阳陵泉穴。

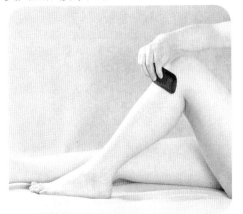

刮拭下肢血海穴、阴陵泉穴

【定位】

血海：位于大腿内侧，髌底内侧端上2寸，股四头肌内侧头的隆起处。取穴时，坐位，屈膝成90°，医者立于患者对面，用左手掌心对准患者右髌骨中央，手掌伏于其膝盖上，拇指尖所指处为取穴部位。

阴陵泉：位于小腿内侧，胫骨内侧髁后下方凹陷处。取穴时，坐位，用拇指沿小腿内侧骨内缘（胫骨内侧）由下往上推，至拇指抵膝关节下时，胫骨向内上弯曲之凹陷为取穴部位。

【刮拭】

用面刮法从上向下刮拭血海穴、阴陵泉穴。

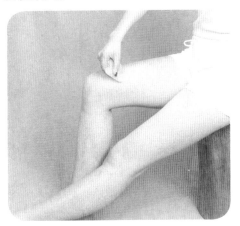

足跟痛

足跟痛又称脚跟痛。足跟一侧或两侧疼痛，不红不肿，行走不便。是由于足跟的骨质、关节、滑囊、筋膜

等处病变引起的疾病。足跟痛症多见于中老年人，轻者走路、久站才出现疼痛，重者足跟肿胀，不能站立和行走，平卧时亦有持续酸胀或刺样、灼热样疼痛，疼痛甚至牵涉及小腿后侧。病因与骨质增生、跗骨窦内软组织劳损，跟骨静脉压增高等因素有关。对骨质增生者，治疗虽不能消除骨刺，但通过消除骨刺周围软组织的无菌性炎症消除。中医认为，足跟痛多属肝肾阴虚、痰湿、血热等因所致。肝主筋、肾主骨，肝肾亏虚，筋骨失养，复感风寒湿邪或慢性劳损便导致经络瘀滞，气血运行受阻，使筋骨肌肉失养而发病。

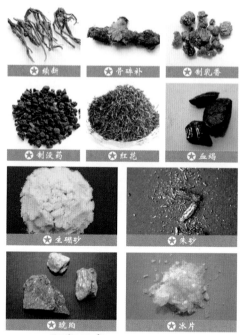

❀ 续断　　❀ 骨碎补　　❀ 制乳香
❀ 制没药　　❀ 红花　　❀ 血竭
❀ 生硼砂　　❀ 朱砂
❀ 琥珀　　❀ 冰片

辨证论治

1. 气滞血瘀

主证：各种原因导致局部血行缓慢、瘀血阻滞，脉络被阻，则气血运行不畅而痛，且痛有定处，疼痛拒按，行走受限。

治法：养血温经，散瘀止痛。

选方：验方（《自我调养巧治病》）。

组成：三七12克，酒归尾、川芎、续断、骨碎补、制乳香、制没药、红花各60克，血竭、生硼砂各30克，朱砂、琥珀各15克，冰片6克。

用法：共为细末，每服3～5克，每日服2次。

❀ 三七

❀ 酒归尾

❀ 川芎

2. 肝肾亏虚

主证：年老之体，肝肾不足，精血亏虚，经脉失充，则筋失所养，骨失所主，骨痿筋弛，故站立或行走时跟部酸痛、隐痛、乏力，疼痛喜按，触之痛减。

治法：滋补肝肾。

选方：金匮肾气丸（《金匮要略》）。

组成：干地黄240克，山茱萸、山药各120克，泽泻、茯苓、牡丹皮各90克，桂枝、附子各30克。

用法：上药研末，炼蜜为丸，每次服6～9克，每日1～2次，开水或淡盐汤送下；或作汤剂，用量按原方比例酌定。

加减：可再加紫河车、鹿角胶、龟板胶等血肉有情之品，填精补髓。

也可用知柏地黄丸滋养肝肾。

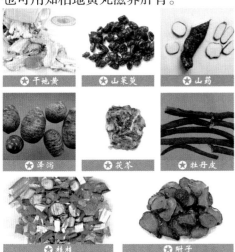

★干地黄　★山茱萸　★山药

★泽泻　★茯苓　★丹皮

★桂枝　★附子

3. 寒凝血瘀

主证：气血运行缓慢，复感寒邪，寒主凝滞、主收引，致使经络被阻、气血凝滞不通而痛，疼痛拒按，喜热怕凉。

治法：温经逐寒，活血通络。

选方：花椒煎（《外治汇要》）。

组成：肉桂、生地黄、生姜、川花椒各 30 克，红花、赤芍各 10 克。

用法：上药加水 3000 毫升，煎沸后约 10 分钟倒入干净盆内，以患者能耐受的温度直接浸泡洗擦患处，每日 1 ~ 2 次。每剂药可用 2 天。

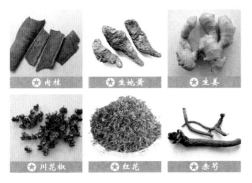

★肉桂　★生地黄　★生姜

★川花椒　★红花　★赤芍

艾灸疗法

灸大钟穴

【定位】该穴位于足内侧，内踝后下方，当跟腱附着部的内侧前方凹陷处。取穴时，正坐或仰卧位，平太溪下 0.5 寸，当跟腱附着部的内侧凹陷处取穴。

【艾灸】宜采用温和灸。每日灸 1 次，每次灸 3 ~ 7 分钟，灸至皮肤产生红晕为止。

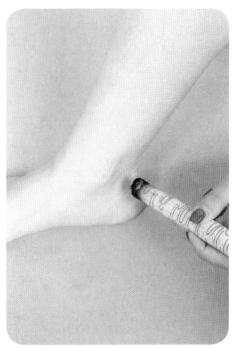

灸然谷穴

【定位】该穴位于内踝前下方，足舟骨粗隆下方凹陷中，赤白肉际处。

【艾灸】宜采用温和灸。每日灸 1 次，每次灸 3 ~ 7 分钟左右，灸至皮肤产生红晕为止。

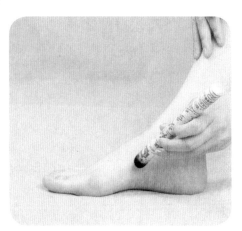

灸关元穴

【定位】该穴位于脐中下3寸，腹中线上，仰卧取穴。

【艾灸】每日灸1次，每次灸5～15分钟，灸至皮肤产生红晕为止。

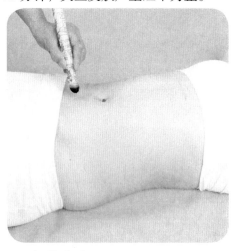

灸仆参穴

【定位】该穴位于足外侧部，外踝后下方，昆仑穴直下，跟骨外侧，赤白肉际处。

【艾灸】宜采用温和灸。每日灸1～2次，每次灸3～5分钟左右，灸至皮肤产生红晕为止。

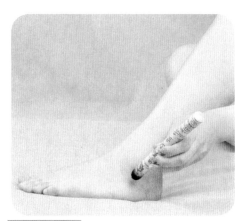

拔罐疗法

【定位】

承山：位于小腿后面正中，委中与昆仑之间，当伸直小腿或足跟上提时腓肠肌肌腹下出现尖角凹陷处。腘横纹中点至外踝尖平齐处连线的中点为取穴部位。

三阴交：位于小腿内侧，当足内踝尖上3寸，胫骨内侧缘后方。取穴时以手4指并拢，小指下边缘紧靠内踝尖上，食指上缘所在水平线在胫骨后缘的交点，为取穴部位。

太溪：位于足内侧内踝后方，当内踝尖与跟腱之间的凹陷处。由足内踝尖向后推至凹陷处(大约当内踝尖与跟腱间之中点)为取穴部位。

昆仑：位于足部外踝后方，当外踝尖与跟腱之间凹陷处(当外踝尖与跟腱连线的中点取穴)。

照海：在足内侧，内踝尖下方凹陷处。

涌泉：位于足前部凹陷处，第2、

3趾趾缝纹头端与足跟连线的前1/3处。取穴时，可采用正坐或仰卧、跷足的姿势。

【拔罐】**方法一**：1.让患者取坐位或仰卧，以方便舒适为宜。对患者的涌泉、昆仑、太溪、照海、承山和小腿下端右侧压痛点进行消毒。

2.用三棱针轻叩已消毒的穴位皮肤，以微出血为度。注意有出血倾向的人禁用刺络拔罐法，体质虚寒者也慎用。

3.将罐吸拔在点刺过的穴位上。留罐10～15分钟。起罐后,擦干血迹,并用酒精棉球对穴位皮肤进行消毒处理。这样的治疗每日或隔日1次。

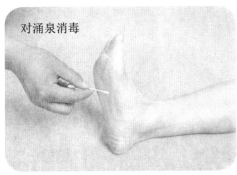

对涌泉消毒

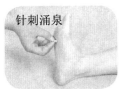

针刺涌泉

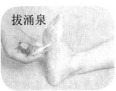

拔涌泉

方法二：1.让患者取合适体位，对三阴交、昆仑、太溪、照海进行消毒。同时，也对毫针进行消毒。

2.用毫针针刺已消毒的各穴，得气后留针10分钟。然后把针拔出。此步操作要求施罐者一定能够熟练使用针灸疗法。

3.把罐拔在针刺过的穴位上，留罐10分钟。起罐后，对穴位皮肤进行消毒。这样的治疗每日1次，5次为1个疗程。

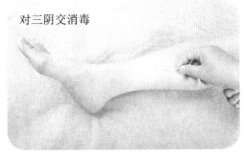

对三阴交消毒

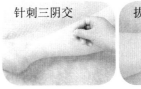

针刺三阴交

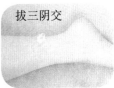

拔三阴交

刮痧疗法

刮拭上肢大陵穴

【定位】位于腕掌横纹的中点处，掌长肌腱与桡侧腕屈肌腱之间。

【刮拭】

放松身体，用面刮法从上向下刮拭患侧上肢大陵穴。

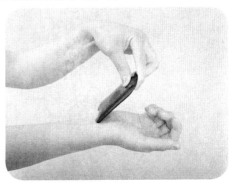

刮拭下肢委中穴、申脉穴、承山穴、跗阳穴

【定位】

委中：位于腘横纹中点，股二头肌肌腱与半腱肌肌腱的中间。

申脉：位于足外侧部，脚外踝直下方凹陷处。

承山：位于小腿后面正中，委中与昆仑之间，当伸直小腿或足跟上提时腓肠肌肌腹下出现尖角凹陷处。或腘横纹中点至外踝尖平齐处连线的中点为取穴部位。

跗阳：位于小腿后面，外踝后，昆仑穴直上3寸。

【刮拭】

用面刮法从上向下刮拭患侧下肢委中穴至承山穴，跗阳穴至申脉穴。

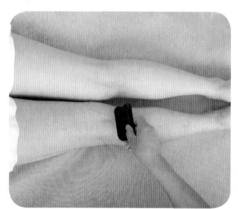

刮拭下肢太溪穴、照海穴、水泉穴

【定位】**太溪**：位于足内侧内踝后方，内踝尖与跟腱之间的凹陷处。由足内踝尖向后推至凹陷处（大约当内踝尖与跟腱间之中点）为取穴部位。

照海：在足内侧，内踝尖下方凹陷处。

水泉：位于足内侧，内踝后下方，太溪直下1寸，跟骨结节的内侧凹陷处。

【刮拭】

用面刮法刮拭患侧足部太溪穴、水泉穴、照海穴。

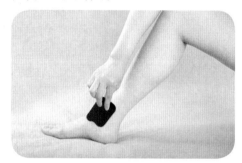

刮拭足底涌泉穴

【定位】位于足前部凹陷处，第2、3足趾缝纹头端与足跟连线的前1/3处。取穴时，可采用正坐或仰卧、跷足的姿势。

【刮拭】

用单角刮法刮拭患侧足底涌泉穴。

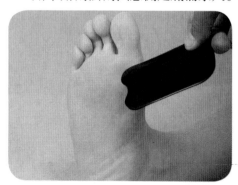